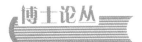

易

U0605630

基于脑电的大尺度网络构建方法研究

EEG-based Large-Scale Networks Modeling

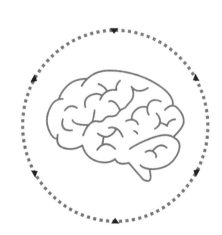

电子科技大学出版社
University of Electronic Science and Technology of China Press

·成都·

图书在版编目(CIP)数据

基于脑电的大尺度网络构建方法研究 / 易婵琳, 徐
鹏著. -- 成都：成都电子科大出版社，2025. 5.

ISBN 978-7-5770-1542-2

Ⅰ. R741.044

中国国家版本馆 CIP 数据核字第 2025TU3907 号

基于脑电的大尺度网络构建方法研究

JIYU NAODIAN DE DACHIDU WANGLUO GOUJIAN FANGFA YANJIU

易婵琳　徐　鹏　著

出 品 人	田　江
策划统筹	杜　倩
策划编辑	刘亚莉　段　勇
责任编辑	刘亚莉
责任设计	李　倩　刘亚莉
责任校对	杨梦婷
责任印制	梁　硕

出版发行　电子科技大学出版社
　　　　　成都市一环路东一段159号电子信息产业大厦九楼　邮编　610051
主　　页　www.uestcp.com.cn
服务电话　028-83203399
邮购电话　028-83201495

印　　刷　成都久之印刷有限公司
成品尺寸　170 mm×240 mm
印　　张　10
字　　数　170千字
版　　次　2025年5月第1版
印　　次　2025年5月第1次印刷
书　　号　ISBN 978-7-5770-1542-2
定　　价　68.00元

序

FOREWORD

当前，我们正置身于一个前所未有的变革时代，新一轮科技革命和产业变革深入发展，科技的迅猛发展如同破晓的曙光，照亮了人类前行的道路。科技创新已经成为国际战略博弈的主要战场。习近平总书记深刻指出："加快实现高水平科技自立自强，是推动高质量发展的必由之路。"这一重要论断，不仅为我国科技事业发展指明了方向，也激励着每一位科技工作者勇攀高峰、不断前行。

博士研究生教育是国民教育的最高层次，在人才培养和科学研究中发挥着举足轻重的作用，是国家科技创新体系的重要支撑。博士研究生是学科建设和发展的生力军，他们通过深入研究和探索，不断推动学科理论和技术进步。博士论文则是博士学术水平的重要标志性成果，反映了博士研究生的培养水平，具有显著的创新性和前沿性。

由电子科技大学出版社推出的"博士论丛"图书，汇集多学科精英之作，其中《基于时间反演电磁成像的无源互调源定位方法研究》等28篇佳作荣获中国电子学会、中国光学工程学会、中国仪器仪表学会等国家级学会以及电子科技大学的优秀博士论文的殊誉。这些著作理论创新与实践突破并重，微观探秘与宏观解析交织，不仅拓宽了认知边界，也为相关科学技术难题提供了新解。"博士论丛"的出版必将促进优秀学术成果的传播与交流，为创新型人才的培养提供支撑，进一步推动博士教育迈向新高。

青年是国家的未来和民族的希望，青年科技工作者是科技创新的生力军和中坚力量。我也是从一名青年科技工作者成长起来的，希望"博士论丛"的青年学者们再接再厉。我愿此论丛成为青年学者心中之光，照亮科研之路，激励后辈勇攀高峰，为加快建成科技强国贡献力量！

中国工程院院士

2024 年 12 月

前 言

PREFACE

大脑功能并非由孤立脑区产生，而是产生于刻画了大脑层级复杂交互的大尺度网络的高效运作。认识大脑很大程度上就是认识大尺度脑网络。基于脑电的大尺度网络构建，即利用脑电图（electroencephalogram，EEG）技术来研究大尺度脑网络的方法，有望以更安全、便捷的方式提供对大脑更精细的动态活动的理解。然而，由于缺乏适应脑电复杂生理特性的可靠网络刻画方法，人们对基于脑电的大尺度网络还缺乏系统认识。因此，本书旨在发展系列鲁棒大尺度网络构建方法，具体工作包括以下内容。

（1）传统时变有向网络构建受模型拟合不佳、先验假设与实际不符等因素影响，网络估计易偏离大脑真实交互。本书从头表网络出发，提出一种新的时变有向网络构建方法——基于多空间频谱融合的非参数动态格兰杰因果（nonparametric dynamic Granger causality based on multi-space spectrum fusion，ndGCMSF），整合跨空间互补信息，生成鲁棒频谱表征，并基于非参数谱矩阵分解估计全脑大尺度动态因果交互。该方法在避免了传统模型驱动方法限制的同时增强了非参数估计的鲁棒性，提供了无约束地探索大脑动态因果交互本质的途径，更适应脑电复杂生理特性。通过系统的实验验证了ndGCMSF相较传统方法在耐噪性、刻画真实大脑动态交互等方面的优越性。此外，基于ndGCMSF的研究揭示了偏瘫病人运动过程中的大尺度网络偏侧性演变机制，其网络衍生特征是病人偏瘫类型诊断、运动功能评估的可靠指标。

（2）低层级头表网络受容积效应、空间信息模糊等因素制约，不利于人们对大脑中的大尺度活动的深入理解。功能网络连接（functional network connectivity，FNC）刻画了大脑内更具情景敏感性、更宏观、更高层级的功能子网络间的信息交流。因此，本书提出结合源成像技术，采用贝叶斯非负矩阵分解（Bayesian nonnegative matrix factorization，BNMF）提取皮层功能子网络时空信息，构建脑电皮层大尺度FNC的数据驱动方法。BNMF从大脑活动"非负性"激活这一生理事实出发，结合先验信息引入，首次实现了脑电非负子网络的鲁棒识别。两个独立的真实脑电数据集［P300和最后通牒（ultimate gambling，UG）］的验证实验，证明了BNMF相较传统方法在识别非负激活、空间分布更加清晰且符合生理实际的子网络时空信息上的优越性。FNC分析进一步揭示了UG决策过程中的层级交互机制，即由后默认模式网络主导的决策工作空间和对应不同决策行为的特异性大尺度脑网络模式。

（3）FNC分析的另一分支——基于先验脑图谱的FNC构建，在实验可重复性、生理可解释性等方面具有优势。然而，由于各个功能子网络包含不同的功能区域且空间分布不一，先验图谱定义的子网络动态活动由多元时间序列表征，传统的一元度量方法无法实现对子网络间耦合关系的有效度量。因此，本书提出基于脑电源成像技术重构皮层活动，使用先验脑图谱从中提取网络多维时间信息，采用多元相关分析方法S估计度量子网络间的交互关系，构建脑电皮层大尺度FNC的模板驱动方法。经系统研究表明，S估计在低信噪比、短数据长度等情况下具有强鲁棒性，是更适应一般脑电环境、度量子网络间交互、构建脑电皮层大尺度FNC的可靠方法。此外，本书揭示了小脑网络在与记忆等认知过程密切相关的事件的电位成分——P300的诱发过程中的重要作用。

（4）大脑活动本质上是动态变化的。因此，本书进一步结合能够度量大脑动态交互的小波相干方法，基于前述S估计方法，发展了一种新的时变多元相关分析方法——小波相干S估计（wavelet coherence S estimator，WTCS）。本书使用WTCS将子网络作为一个整体度量子网络间的动态耦合，实现动态功能网络连接（dynamic functional network connectivity，dFNC）的构建，将基于先验图谱的脑电皮层FNC研究推广至动态场景。仿真研究证明了WTCS在dFNC估计鲁棒性和可靠性。此外，dFNC相关研究揭示了P300诱发过程中大脑中的大尺度组织的初级峰和类P3峰特征，以及dFNC网络拓扑结构随认知过程的演变模式。

综上，本书从头表到皮层、从低层级到高层级、从数据驱动到模板驱动、从静态到动态，针对脑电大尺度网络构建面临的无约束鲁棒头表时变有向网络估计、皮层功能子网络可靠提取、功能子网络间多元关系稳健度量等挑战，发展了系列大尺度网络构建方法，为脑电大尺度网络刻画提供了可靠的方法、技术和新的视角，并揭示了运动、决策等多个高级认知过程的大尺度网络关键机制。

综合考虑了表达的准确性和读者的阅读习惯，本书中的图片保留了原文献中的英文表达。本书全彩图片扫描以下二维码即可获得。

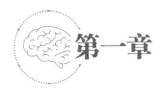

第一章

绪　　论

1.1 选题背景与意义

大脑是一个令人敬畏的复杂系统，数以千亿计的神经元犹如闪烁的星星，在不同层级上相互连接、相互作用，构建起一个庞大而复杂的神奇世界——神经网络。大量的信息在这个交织密布的大尺度网络中传递，它控制着人们的思维、情感、记忆、学习、运动等，并使人类产生自我意识。这样复杂的系统仅占人体体重的2%左右，却以约合全身20%的能耗高效运转。因此，其运作奥秘始终牵引着人们的视线。

大脑是一个有机整体，其内部的各个交互单元彼此分工、紧密合作、相互影响，形成了一个动态信息传输和加工的整体架构，这种复杂网络交互共同促使了人类认知活动的产生[1, 2]。因此，仅仅从局部和单一的角度来观察、理解大脑活动，往往无法全面把握其复杂的交互机制。事实上，近年的许多研究已经清晰地表明，大脑的活动是通过各个功能单元的系统分工和紧密合作来实现的[2]，它们就像交响乐团中的乐手一样，各司其职，协同演奏出纷繁的"认知乐章"。要全面把握这个奇妙的交互过程，需要一种更加宏观、全局的视角——大尺度脑网络（large-scale brain network）。越来越多的神经科学家认为，对人类认知活动的理解最终将取决于对大尺度脑网络的认识[3]。

神经成像技术的发展使得对覆盖全脑的神经活动的有效记录成为可能，进一步推动了人们对大尺度脑网络的探索。其中，脑电图（electroencephalogram，EEG，以下简称"脑电"）作为一种大脑神经电活动的直接记录技术，能够实现对大脑活动的高时间分辨率（毫秒尺度）的刻画，为人们提供了丰富的时、频域信息。通过放置于头皮上的电极，脑电可以实现对全脑电活动的记录。结合其非侵入、便携等特点，脑电成为探索大尺度脑网络动态活动最有竞争力的成像技术之一。人类大脑中的认知活动具有内在动态性和情境敏感性。基于脑电，探究大脑这个具有大规模复杂连接和互动的大尺度网络的作用机制——脑电大尺度网络，有望以更安全、更便捷的方式为人们提供对于大脑动态活动更加精细的理解，从而进一步探索大脑这个复杂系统在不同任务和认知状态下的交互行为及其变化，以及大脑如何高效地动态组织各个区域以支持丰富的功能活动的产生。这对深入理解人类认知和行为（如学习、记忆、思考的过程，以及情感的产生和调节），解读如帕金森病、阿尔茨海默病等神经系统疾病的致病机制和研究相应的诊疗方案等具有重要意义。同时，作为高效运作的大尺度复杂网络，脑电大尺度网络的相关理论和模型也为高效的人工神经网络设计提供了灵感和基础，对类脑智能技术的发展也具有重要的借鉴、启发意义[4, 5]。

1.2 脑电大尺度网络概述

1.2.1 脑电生理基础

德国生理学家和精神病学家汉斯·伯杰（Hans Berger）在1924年第一次记录了人类脑电。这一里程碑的发现很快促使科学家对大脑内放电现象产生了浓厚的兴趣，推动了对脑电生理活动的探索。1935年，Gibbs、Davis和Lennox对癫痫脑电活动进行了开创性的描述，为临床脑电领域的研究奠定了基础[6]。脑电采集只需要一个安静的房间和一个公文包大小的设备，具有安全（无高辐射、磁场等）、非侵入、负担小、硬件成本低、易操作等优点。它是少数研究大脑的可移动技术之一，并能够以高时间分辨率记录大脑的自发、诱发电生理活动，为人们提供了对大脑活动实时监测、评估的可能性。经过近百年的发展，脑电已成为探索认知功能和研究临床脑疾病的重要工具，被誉为临床神经学历史上最惊人、最引人注目、最重要的进展之一。

脑电记录了源于新皮层（neocortex）和异源皮层（allocortex）锥体神经元的突触后电位活动的加权[7]。当大脑神经递质与突触后细胞膜受体结合时，产生的电压即为突触后电位，通常可以持续几十甚至几百毫秒。由于源于不同神经元细胞的突触后电位会在胞外混合在一起，分离单细胞的突触后电位目前几乎是不可能的。目前，对突触后电位活动的记录方式有两种：第一种是通过侵入式电极记录部分神经元集群的突触后电位活动，即局部场电位（local field potential，LFP）；第二种是在头表记录大范围神经元同步活动产生的电流通过不同介质（脑组织、颅骨、头皮等）传到头表引起的电位变化，即脑电。脑电活动在传导过程中会产生混合和衰减现象，这也是脑电容积效应和深部活动检测困难的生理基础[8]。通过在头表放置的电极，可以记录电活动的瞬时变化。电极的分布通常由10-20国际标准导联系统（简称"国际10-20系统"）确定，以确保对全脑活动的覆盖和跨实验的比较。

脑电信号记录蕴含了大脑丰富的节律信息和瞬时变化。脑电节律特征具有特定的分布，分别对应不同的脑功能状态。其中，Delta（<4 Hz）、Theta（4—7 Hz）、Alpha（8—12 Hz）、Beta（13—30 Hz）、Gamma（>30 Hz）是脑电五种基本的节律[9]。Delta节律具有最高的振幅和最慢的振荡，与持续注意等认知过程和大脑代谢性疾病、弥漫性病变等疾病有关；通常于成年人慢波睡眠中出现，集中于前额叶区域——额叶间歇性Delta节律（frontal intermittent rhythmic delta，FIRDA）；对于儿童，Delta节律则主要集中于枕叶区域——枕叶间歇性Delta节律（occipital intermittent rhythmic delta，OIRDA）。Theta节律分布范围较为广泛，主要与反应抑制、创造力等认知功能有关，青少年通常相较成年人有更强的活动。清醒状态下Delta、Theta节律的出现通常意味着大脑的功能障碍。Alpha节律主要分布于头后部两侧区域，中央区域活动较弱，优势侧振幅更高，主要在大脑清醒放松状态下出现，与个体的放松、反思、抑制控制和昏迷等状态有关；其异常活动被发现与多种大脑功能疾病有关。在运动场景下，Alpha节律通常被特殊考虑为Mu节律，因其在不执行动作时在运动相关区域出现，在运动执行期间表现出"去激活"现象。Beta节律通常在大脑两侧对称分布，尤其是躯体感觉（somatosensory）区域，与运动行为、思维集中等密切相关，是警觉、焦虑等涉及的主要节律。Gamma的相关机制目前仍旧存在较多谜团，但大量研究认为其可能涉及与低频活动的大量交互。Delta、Theta、Alpha等低频振荡涉及全局信息加工，对Gamma等主要以局部加工为主的高频振荡组织有很强的调制作用，而高频振荡则响应低频振荡并反馈传递相关信息[9-12]。

脑电分为自发脑电（spontaneous EEG）和诱发脑电（evoked EEG）。自

发脑电记录了无特定外界刺激下，大脑的自然放电；诱发脑电记录了外界特定刺激（视觉、体感或听觉）所诱发的瞬时电位变化，也称"诱发电位"（evoked potential，EP）。事件相关电位（event-related potential，ERP）是在更为复杂的刺激下产生的具有锁时特性的信号，通常可通过叠加平均获得。ERP被认为与高级认知处理有关，具有良好的心理测量特性，不同的ERP成分对应不同的认知过程[13]。例如，在奇球（oddball）范式中，由小概率目标刺激引发的出现在约300 ms的正向峰，被称为P300成分，与唤醒、注意和决策等广泛的认知过程有关；作为控制信号广泛应用于脑-机接口（brain-computer interface，BCI）系统中；同时，也是精神分裂症等多种认知障碍疾病公认的、重要的生物标记物[14-16]。在决策任务中，大脑内侧额叶（medial frontal）区域会在250—350 ms处出现一个负向峰——内侧额叶负波（medial frontal negativity，MFN），其被认为与决策行为高度关联，涉及决策的情绪、公平性、收益、损失等不同方面[17]。这些认知过程通常在毫秒级别迅速完成，展现出高度的动态特性。

脑电具有的这些生理特性及其与大脑认知过程、病理生理变化的密切联系，使其成为认识大脑、理解大脑的重要成像技术。

1.2.2 大尺度脑网络

早期人类大脑的功能映射研究主要集中在与特定认知活动、疾病症状对应的大脑响应定位上[18]。随着人们对大脑网络的理解日渐深入，把认知功能孤立地归因于单个大脑区域的观点已逐渐被视为是不充分的。越来越多的研究强调，认知的产生与由具有相似功能的大脑区域集群组成、展现出动态交互的大尺度网络密切相关[2, 3, 19]。认识由空间上离散分布的神经元群体相互关联形成，这些神经元群体作为一个整体共同支持认知的形成。理解大脑功能的产生需要分析大脑各区域的连接模式，以及不同区域连接模式的特性。因此，人类对大脑功能映射的探索逐步转向了对大尺度脑网络的理解。脑连接和网络分析越来越多地被用于描述人类大脑的大尺度组织及其如何影响认知信息的处理。

大尺度网络指的是在宏观层面上存在复杂连接和互动的系统。其源于图论领域的复杂网络理论，表现出极度复杂的图特征，涉及多样的集群和多层级结构等特性。节点是网络中相互作用的交互单元，代表不同的实体，如人、社会群体或物理系统中的元素；而连接则表示节点之间的关系或交互作用。例如，社交网络可以由个体与个体间的联系或团体与团体间的联系构成，即人际关系或社会关系；交通网络可以由道路和交通节点组成；电力网络可以由发电厂和输电线路组成。大尺度网络的研究可以帮助人们理解复杂系统的结构和功能（如帮助理解信息传播、社会影响力和群体行为等），并为解决一系列实际问题提供指导（如优化系统性能、预测系统崩溃和设计更有效的系统架构等）。

人类大脑，如同社交网络、交通网络等众多复杂网络一样，也是由相互关联的区域所组成。大尺度网络概念脱胎于 1995 年 Bharat 发现的手部运动过程中，在感觉运动（sensorimotor）皮层激活的一组大脑区域[20]。这一组大脑区域后来在不同实验场景下，逐渐衍生出支持感觉运动功能的大尺度功能网络的概念，但命名较为不统一。例如，在 Power 图谱中[21]，涉及两个关于感觉运动处理的子网络被命名为感觉/躯体运动手网络（sensory/somatomotor hand network）、感觉/躯体运动嘴网络（sensory/somatomotor mouth network）；在一些基于数据驱动的研究中，其被命名为躯体感觉-运动网络（somatosensory-motor network）[22]。这些研究都指向类似的大脑皮层区域和共同的功能处理——感觉运动处理。因此，为了统一理解这些网络，本书采用感觉运动网络（sensorimotor network，SMN）来指代它们。SMN 的诞生和命名的不一致也是当前大尺度功能子网络发展面临的一大挑战。随着研究的深入，这些功能子网络的划分、定义、命名正在变得越来越规范。

1998 年，Mesulam 等人首次提出大尺度脑网络的正式论述，他提出人类大脑内存在对应于不同认知功能、涉及大脑内离散分布的多个区域的大尺度网络[23]。早期大尺度脑网络的概念主要在功能磁共振成像（magnetic resonance imaging，MRI）领域发展，主要对应某种认知活动共同激活的一组大脑区域；由于其反映了大脑内在的功能模式，也称"内在连通性网络"（intrinsic connectivity network，ICN）。此外，一些研究将静息状态下识别的大尺度网络称为静息态状态网络（resting state network，RSN）[24]。此后的 20 余年，对大尺度脑网络的理解通过不同形式的节点和连接边的定义在不同层级逐步被完善[2, 25, 26]。大尺度脑网络正以一种完全不同的方式促进人们对大脑的大尺度组织的理解[3, 27]。网络的节点、连接边是大尺度脑网络最基本的元素，也是其形成和对其分析、理解的基础。根据节点和连接边的不同定义方式，大尺度脑网络呈现出多层次的组织结构和各种复杂的通信模式[2]。

1.2.3 网络节点和边的定义

大尺度脑网络的节点通常由空间上连续的皮层分隔而成的独特区域定义，同质性和唯一性是其基本属性。这种同质性使得节点能够形成相似的功能，从而为整个脑网络提供了一个统一的基础；与此同时，唯一性则赋予了每个节点独有的特征和功能，使得脑网络在空间和功能上呈现出多样性。不同类型的节点定义刻画了大脑不同层级上的交互活动。如图 1-1 所示，大尺度脑网络从微观到宏观、从低层级到高层级，涵盖了最小记录单元、功能子模块，以及功能模块等不同层级的复杂交互。

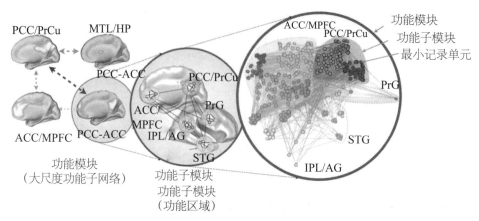

PCC—后扣带皮层（posterior cingulate cortex）；PrCu—楔前叶（precuneus）；MTL—内侧颞叶（medial temporal lobe）；HP—海马结构（hippocampal formation）；ACC—前扣带皮层（anterior cingulate cortex）；MPFC—内侧前额皮层（medial prefrontal cortex）；PrG—前中央回（precentral gyrus）；IPL—顶下叶（inferior parietal lobe）；AG—角回（angular gyrus）；STG—颞上回（superior temporal gyrus）。

图 1-1　脑网络的层级结构示意图[2]

　　首先，基于不同的神经成像方式对大脑神经活动测量的最小记录单元（如脑电应对电极，磁共振对应体素）构成了大脑网络最基本的节点定义。基于这种细小的神经单元，可以在相对微观的层面，观察大脑内的大尺度交互，这也是大尺度网络最常见的网络分析层级。其次，随着对脑网络研究的进一步深入，一些具有相似功能特性、空间上也较为相邻的最小记录单元集群被定义为功能子模块。这些功能子模块通常由广泛的大脑功能图谱或先验研究关注的感兴趣区域（region of interest，ROI）定义，作为大尺度功能网络的组成部分，其往往负责了网络的细分子功能。例如，后扣带皮层（posterior cingulate cortex，PCC）、内侧前额叶皮层（medial prefrontal cortex，MPFC）、角回（angular gyrus，AG）等区域是默认模式网络（default mode network，DMN）的几个功能中心（functional hub），分别对应记忆整合、自我参考、记忆检索等 DMN 涉及的功能处理[28]。以功能子模块为节点，可以进一步探究子网络内各个功能区域如何交互产生子网络对应的功能活动。功能模块主要指大脑内分散的多个区域作为一个整体共同支持具体的一组大脑功能的一个功能单元，它本身是由在较低层次上交互的横跨全脑的区域组成的功能网络，如主要在个体清醒放松状态下激活的DMN[28]等。每个大尺度功能网络是负责大脑具体功能的一个功能子系统，其也被称为"大尺度功能子网络"（以下简称"功能子网络"或"子网络"）。子网络通常可以通过独立成分分析（independent component analysis，ICA）、相关分析、先验图谱分析等多种手段检测、识别和定义。以功能子网络为节点，可以探索各个子网络如何作为一个整体，协作完成大脑认知需求，即功能网络连接（functional network connectivity，FNC），这是一种"网络上的网络"，被普遍认为是更具情景敏感性的大脑连接。最小记录单元到功能子网络的节点定义从不同层级提供了对大尺度网络的理解。随着相关研究的深入和发展，大尺度网络的节点定义正在逐步被细分、丰富和完善。

大尺度脑网络的边则由这些不同层级的节点间的连接所定义。这些边具有独特的类型和属性，描绘了大脑内各种形式的复杂交互。通过信息的流动和传递，这些连接将各个节点紧密地联系在一起，构筑起大脑的通信体系。如图1-2所示，脑网络的边主要可以通过三种类型的连接来定义：结构连接（structural connectivity，SC）、功能连接（functional connectivity，FC）和有效连接（effective connectivity，EC）。结构连接主要指的是大脑解剖学上的连通性，刻画的是真实存在的形态学连接，通常由弥散张量成像（diffusion tensor imaging，DTI）的纤维束造影等形式估计。在大尺度网络中，结构连接刻画了大尺度网络的形态学特性。功能连接表征了节点上记录的功能信号间的相关、同步等活动，脑电信号便是其中一种常用的功能信号。功能连接是一种无向连接，其估计方式较为广泛，常见的有相关（correlation）分析、相干（coherence）分析、锁相值（phase locking value）分析[29]等。有效连接，也称"效应连接"，其主要在特定的模型下，刻画了一个节点（神经元群）对另一个节点的影响。有效连接通常基于功能信号进行估计，所以也可以被视作特殊的功能连接。常用的估计方式有动态因果模型（dynamic causal model，DCM）、基于自回归（autoregressive，AR）模型的格兰杰因果（Granger causality）、基于非参估计的非参数格兰杰因果（nonparametric Granger causality）[29-33]等。相较功能连接，有效连接进一步给出了交互的方向性，因此也经常被称为"有向连接"（directed network），在理解大脑交互的因果性、方向性等方面具有优势。根据连接边的动态性特点，功能连接和有效连接又可以进一步分为静态连接和动态连接，分别对应静态网络和时变网络。近年来，在上述基本连接形式的基础上，一些新的定义也被提出以推进对大尺度脑网络的精确描述和进一步解读，如刻画大脑形态学特征随病程发展、年龄变化等的协变连接关系[34-36]，编码边缘之间的关联性——"坐落于连接上的连接"的边缘中心（edge-centric）连接[37]等。这些新兴的连接定义可以被理解为上述三种连接的进一步延伸。

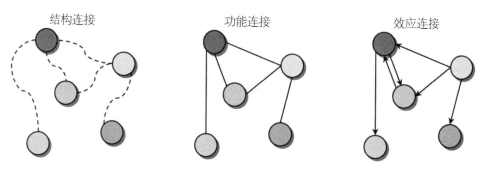

图1-2　脑网络不同形式的连接边定义

综上所述，大尺度脑网络可以基于不同层级对全脑不同形式的交互活动进行刻画，描绘了大脑内各个功能单元间的宏观全局复杂交互。其对全面理解功能连接系统如何产生和约束广泛认知功能具有重要意义。

1.2.4　脑电大尺度网络

脑电与大脑功能之间存在紧密联系，在实时监测和描述大脑生理活动的微小动态变化方面展现出卓越的能力。近年来，基于脑电信号进行大尺度交互探索引起了研究者的广泛关注。在大脑认知研究方面，研究人员发现，相对静息状态，个体进行多种任务时（如运动想象[38]、P300[39]等），大脑在不同振荡频段上呈现明显的大尺度网络重构现象，以满足相应任务的需要。在大脑功能发育的研究中，通过对新生儿进行大尺度网络分析发现产前期个体的网络拓扑差异与大脑皮层成熟程度相关[40]。在这一时期，大脑功能网络从紧密连接的状态逐渐转变为更分散的配置，这可能反映了大脑功能区域之间的分工和整合随个体发育而变化。在疾病研究上，脑电大尺度网络的定量描述对于理解神经和神经精神疾病及其临床诊疗的重要性被进一步强调[41]。此外，全脑静息态和P300任务态功能连接拓扑特征共同显著提高了精神分裂症的识别准确率[15]。脑电大尺度网络研究正在为认知、临床领域深入理解大脑做出全方位的贡献。作为一种有潜力的、有价值的大脑高效作用机制的研究工具和技术手段，脑电大尺度网络有助于揭示大脑内部复杂网络的动态活动机制，并推动大脑功能组织在认知和临床层面被全面理解。

然而，在脑电领域，对大尺度网络的正式描述和明确的、系统的讨论较少。考虑到单个脑电电极活动表示对应的一片具有特定功能的大脑区域，早期不少研究都直接将基于脑电的最小记录单元的网络分析称为脑电大尺度网络，如前述的运动想象、P300等研究。在大尺度脑网络的核心定义——对应大脑认知功能的一组同步活动的大脑区域——框架下，虽然这样的网络形式与具体认知功能的关联映射还没有被彻底论证形成类似SMN、DMN等大尺度网络的成熟描述，但是考虑到这种探索方式是大尺度网络定义的途径之一，许多研究（包括MRI领域研究）认为其也可以被称为大尺度脑网络研究。在本书中，我们倾向于称这一类网络为广义的大尺度脑网络，而称传统的具有明确功能映射的网络研究为狭义的大尺度脑网络。在更高层级的大尺度网络研究上，目前脑电领域已经涌现出越来越多的探索性研究，主要基于微状态分析、结合源成像技术的类fMRI分析等思路。但相关研究还处于萌芽阶段，涉及大尺度网络定义、鲁棒网络构建等许多问题的仍需要解决。

总之，广义上讲，探索潜在的特定于认知功能的大尺度网络或是探索大尺度网络内和网络间结构、功能、效应等特性的相关研究、都可以被称为大尺度脑网络研究。从这一定义出发，脑电大尺度网络构建也涉及不同的节点、连接边的定义形式，在图1-1和图1-2所示的框架下，呈现出多样的网络构建形式和网络刻画方法，其网络构建和网络理解也面临着在脑电复杂生理特性背景下的独有挑战。

1.3 基于脑电的大尺度网络构建研究现状

生理基础决定了脑电是一种在头表层面对大脑内神经元复杂活动的微弱、瞬时记录。信噪比、容积效应、非稳态等复杂生理特性使其对应的大尺度网络构建方法面临诸多挑战。相较MRI领域丰富的网络形式、研究成果、理论积累，基于脑电的大尺度网络研究由于缺乏可靠的网络构建技术，在探索深度、研究成果的系统性上还较为不足，相关理论缺乏明确的定义、阐述和认知度。基于脑电的大尺度网络构建主要可以从节点的定义方法和节点间关系的可靠度量两个方面出发。这些研究的发展过程可以大致总结为从头表到皮层、从低层级节点（电极）网络到高层级（功能模块）网络。下面，本书将从脑电头表、脑电皮层两个方面，对脑电大尺度网络构建方法从低层级到高层级的研究现状进行介绍。

1.3.1 脑电头表大尺度网络构建

基于脑电的大尺度网络的早期研究主要聚焦在头表网络层面，关注网络连接的可靠度量（节点间关系的鲁棒刻画）。其基于脑电最小神经单元（头表电极）层面所记录的大脑信号，采用广泛使用的一元信号功能连接、有效连接度量方法，如相关、相干、自适应传递函数（adaptive directed transfer function，ADTF）等，探索大脑从静态到动态的大尺度组织特征。例如，基于ADTF方法[42]的覆盖全脑的时变有向网络研究揭示了多种认知过程中的动态变化机制，包括决策过程中的不同阶段由视觉区域Oz电极主导的自下而上的信息传输和由额叶区域Fz电极主导的自上而下的控制机制[43]，运动想象过程中大脑（尤其是中央运动区域C3、C4、P3、P4等电极）对侧偏侧性现象的动态变化[44]等。

由于脑电最小神经单元在标准空间定义（如国际10-20系统[45]），脑电大尺度网络分析面临的首要挑战是如何应对脑电的噪声、非稳态等因素影响，稳健地刻画这些节点间的连接关系。脑电信号本质上是强噪声环境下的微弱电势变化记录，不可避免地会受到眼电、肌电等多种伪迹信号的干扰。尽管有许多去除这些伪迹信号的方法被提出，如基于滤波去除低频漂移和高频干扰、基于ICA去除眼电伪迹干扰[46]，但在实验过程中不可避免地会产生一定程度的信息损失[47, 48]。同时，脑电记录了大脑内毫秒级别的振荡活动，本质上是非稳态的。因此，有效抑制脑电噪声、能够捕获非稳态信号稳健特征的鲁棒脑网络构建方法至关重要。许多研究致力于大脑连接的可靠度量。例如，利用$0<p\leqslant 1$范围内的范数抑制噪声的方法，在AR模型框架下发展的系列静态、动态因果脑网络构建方法，能够有效地抑制眼电伪迹噪声对网络构建的影响[49]。此外，引入更符合脑电生理实际的先验分布信息，能够更加精准地捕获大脑本质的因果交互[50]。尽管越来越多

有意义的尝试正在涌现，但在脑电信号具有的复杂生理背景下，这些方法仍旧存在不足。例如，尽管基于AR模型框架下的多种脑电因果网络构建方法在引入不同约束策略下鲁棒性会不断提升，但其会受固有的模型约束和先验信息限制；模型拟合不佳、先验信息与实际不符都会在极大程度上导致网络构建不可靠。因此，在头表层面的简单一元信号间的度量问题上，脑电网络构建，尤其是时变有向网络构建，急需能够有效抑制噪声，不受先验约束，适应非稳态场景，鲁棒地捕获其非线性、复杂节律背景下的交互关系的构建方法。

随着人们对大尺度网络认识的深入，越来越多的研究人员认识到，由简单的电极节点定义的网络在理解大脑复杂层级组织上的不足，逐渐开始探索更高层级的丰富网络组织。例如，一些研究人员开始提出基于聚类分析、独立成分分析等识别脑电序列的微状态，并分析这些微状态的发生频率、持续时间、状态间的转移关系等[51, 52]。微状态被认为描述了大脑电位活动短时间内的稳定拓扑分布，反映了其涵盖的大尺度节点之间活动的同步性。近年来，越来越多的研究认为，脑电的微状态与磁共振的DMN等大尺度功能子网络存在一致性[51, 52]，可以认为是脑电头表层面上功能模块的大尺度网络探索。在微状态等技术的推动下，脑电大尺度网络开始呈现出对多种节点类型的关注，并在此基础上加深了人们对网络的层级特性的理解。

然而，受限于头表空间信息的有限和容积效应等因素的影响，在头表开展的大尺度网络分析，无论是在低层级节点层面，还是在高层级节点层面，都存在网络空间信息模糊、网络度量不可靠的问题。相关研究在节点定义的丰富度和大脑层级复杂交互理解上较为不足。基于脑电的大尺度网络在层级特性理解上的不足和在脑电领域对大尺度网络理解的相对滞后很大程度归因于此。

1.3.2 脑电皮层大尺度网络构建

随着最小模估计（minimum norm estimation，MNE）、低分辨率电磁成像（low resolution brain electromagnetic tomography，LORETA）等脑电源成像技术的蓬勃发展[53-55]，缓解了脑电容积效应的影响，基于有限的头表记录重构精细的皮层活动成为可能。在此背景下，越来越多的人开始关注皮层源空间的网络构建，认为其是实现大脑功能高时-空分辨率探索最有希望的突破口[8]。然而，必须要注意的是，尽管源定位实现了皮层活动的高空间分辨率捕捉，脑电的低信噪比、非稳态、复杂频谱等特性通常对网络构建方法在耐噪性、动态性刻画等方面提出更高要求，脑电复杂的生理特性使得许多传统的大尺度网络分析方法并不能直接适用。因此，脑电皮层大尺度网络的探索相较MRI等领域而言，仍旧较为有限。

脑电皮层大尺度网络的早期研究主要基于脑电逆问题求解溯源得到皮层空间活动后，基于ROI采用传统的功能、有效连接分析方法进行皮层源空间大尺度网络分析。例如，基于线性分布逆解（linear distributed inverse solution）后得到的82个ROIs进行格兰杰因果连接分析，Ana Coito揭示了间歇峰缺失下颞叶癫痫定向功能连通性的改变[56]。然而，这种较低层级的大尺度网络研究不利于全面地揭示大脑内在的宏观大尺度活动；另外，脑电源成像过程也不可避免地会出现额外的噪声，为皮层空间的网络构建带来更多困难。因此，急需适用于脑电的探索大尺度复杂层级交互的鲁棒皮层网络构建方法。除了现存头表网络分析方法在皮层进一步探索外，应当注意的是皮层空间的信息丰富使得多种层级、形式的大尺度网络探索成为可能。其中，FNC度量了大尺度功能子网络之间的交互，是充分利用皮层空间的高空间分辨率活动，是基于脑电实现对大尺度网络宏观层级组织特征探索实现高时-空分辨率探索的有效途径。相较微状态等研究在皮层的进一步探索，脑电皮层FNC研究则提供了直观的功能网络探索，在有利于直接促进其融合MRI领域现存研究内容的基础上，进一步拓展了对基于脑电的大尺度网络的认识。一些研究尝试基于磁共振领域广泛存在的方法在脑电皮层源空间展开探索研究——FNC研究，如使用ICA方法提取功能子网络的空间分布和时间过程并进行FNC分析的数据驱动构建方法[57-59]。相较数据驱动构建方法，在结果可重复性、可解释性等方面具有优势的基于先验图谱的模板驱动方法根据图谱定义的功能子网络分布，目前主要通过两个ROI之间关系的平均等间接探索大尺度网络内、网络间的层级交互[25, 26]。然而，脑电独有的动态、非稳态等生理特点导致诸多已经在磁共振成像等领域发展较为成熟的方法失灵。例如，基于ICA的子网络识别在脑电场景下，性能相较传统磁共振研究存在子网络识别不完全、子网络分布不够清晰等问题[60]；在基于先验脑图谱的FNC研究中，由于子网络空间分布不同，表征其皮层动态活动的时间序列存在多维特性，目前也缺乏能够直接度量这种多元信号间耦合关系的稳态、时变关系，因此无法找到构建脑电皮层大尺度FNC的可靠方法。

综上所述，基于脑电的大尺度网络探索需要进一步充分考虑脑电信号生理特征，从方法的鲁棒性、脑电一般环境适应性、子网络定义、子网络间耦合关系度量等维度出发，发展可靠、全面、规范的定量方法，以准确定义节点（功能区）和度量节点间的边（区域间的连接），并从头表到皮层空间、从低层级到高层级网络构建等方面，提出新的能够适应脑电复杂生理特性的鲁棒构建方法。

1.4 研究主旨、贡献与创新

针对脑电大尺度网络分析中存在的亟待解决的问题，本书旨在发展鲁棒脑电大尺度网络构建方法，实现大脑大尺度复杂交互的精确刻画，促进对大脑高效大尺度功能组织的理解和认识，为认知、疾病的致病机制及其有效干预措施、脑启发智能技术等研究的发展奠定基础。具体研究内容及创新包括以下方面。

①聚焦脑电头表网络构建受噪声、先验模型等因素影响导致的网络构建不可靠、偏离大脑交互生理实际等问题，发展融合多空间互补信息生成鲁棒的频谱表征，以非参数方式，无约束、鲁棒地从脑电信号本身推理大脑大尺度因果交互的时变有向网络构建方法——基于多空间频谱融合的非参数动态格兰杰因果（nonparametric dynamic Granger causality based on multi-space spectrum fusion，ndGCMSF），以避免传统参数化方法模型的约束限制，增强网络估计的鲁棒性，实现对大脑真实时变有向交互的可靠刻画。

②针对头表电极层面的低层级网络不利于大尺度复杂活动的探索和深入理解，且存在空间信息模糊、不可靠等问题，提出基于脑电源成像技术重构皮层时空活动，采用贝叶斯非负矩阵分解（Bayesian nonnegative matrix factorization，BNMF）识别皮层大尺度功能子网络更符合生理实际、"非负"激活的时空信息，并构建脑电皮层大尺度功能网络连接（functional network connectivity，FNC）的数据驱动方法，推进脑电大尺度网络从头表到皮层、从低层级到高层级的转变，实现在更高空间分辨率的皮层源空间对脑电宏观大尺度组织更高层级的可靠探索。

③基于皮层FNC构建的稳健性、可靠性、可解释性，进一步提出基于先验脑图谱从脑电源成像重构的皮层时空活动中提取更具可重复性、可解释性的子网络多维时间序列；并进一步针对子网络间关系度量从一元转向多元的难题，提出基于鲁棒、适应脑电复杂生理特性的多变量相关分析方法 S 估计，将子网络作为一个整体，刻画子网络间固有的交互，并构建FNC的模板驱动方法，推进脑电大尺度网络从数据驱动到

模板驱动的转变，实现可靠的、稳定的、更易解读的脑电宏观大尺度组织探索。

④考虑到大脑活动本质上是动态的，本书进一步提出了一种新的时变多元相关分析方法——小波相干 S 估计（wavelet coherence S estimator，WTCS），刻画具有多维时间序列的子网络间的动态耦合关系，将基于先验图谱的脑电皮层FNC构建推向动态场景——动态功能网络连接（dynamic functional network connectivity，dFNC），探索大尺度网络组织的动态变化特性，弥补了时变多元相关分析方法和脑电dFNC研究的可靠方法的缺乏。

1.5 行文思路和结构框架

本书致力于弥补基于脑电的大尺度网络构建方法在网络构建可靠性上的不足及刻画方法的缺乏，揭示大脑关键大尺度网络组织表征。本书的行文思路和结构框架（图1-3）安排如下：首先，在绪论中介绍基于脑电的大尺度网络构建的背景意义、研究现状；其次，针对基于脑电的大尺度网络构建面临的挑战，从脑电非稳态、微弱信号等生理特点出发，依次介绍从头表到皮层、从低层级（最小记录单元）到高层级（功能模块）、从一元到多元、从静态到动态等不同维度所发展出的系列网络构建方法；最后，通过总结和展望，对研究内容进行回顾，并给出未来潜在研究方向。

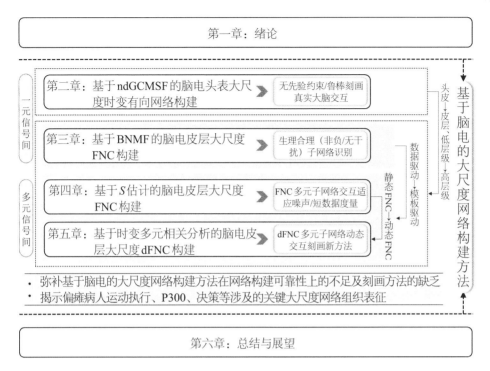

图1-3 本书的行文思路和结构框架

各章节具体内容如下：

第一章：绪论。1.1节概述脑电大尺度网络研究的选题出发点，即选题的背景与意义；1.2节对脑电大尺度网络涉及的基础理论进行介绍；1.3节对基于脑电的大尺度网络构建的发展现状进行简单介绍；1.4和1.5节对本书的研究主旨、贡献、创新、行文思路和结构框架进行梳理。

第二章：基于ndGCMSF的脑电头表大尺度时变有向网络构建。2.1节详细介绍本章的研究动机——基于脑电的大尺度网络构建在头表层面急需适应脑电生理特征的可靠时变有向网络度量方法，及本书涉及的相关背景与理论；2.2节对ndGCMSF涉及的数学理论进行介绍；2.3节对验证实验设计和基于真实偏瘫脑电数据的探索性研究细节等进行介绍；相关仿真实验和真实脑电探索研究结果在2.4节中呈现；在2.5节中，阐述和讨论ndGC-MSF的性能及其应用潜力；在2.6节中，小结本章工作。

第三章：基于BNMF的脑电皮层大尺度FNC构建。3.1节介绍本章的研究背景——脑电大尺度网络需要在皮层空间可靠地检测大尺度功能子网络信息；3.2节对研究涉及的相关方法（源定位算法、BNMF等）的数学推理进行介绍；3.3节对基于P300、决策等真实脑电数据的子网络识别评估，以及基于BNMF识别的子网络进行FNC分析的相关研究实验细节等进行介绍；相关研究发现和结果在3.4节中进行呈现；在3.5节中，基于研究发现讨论BNMF在脑电大尺度网络构建上的应用及其潜在的生理意义；在3.6节中，梳理和小结本章工作。

第四章：基于S估计的脑电皮层大尺度FNC构建。本章研究的必要性——脑电皮层FNC分析面临大尺度功能子网络间多元交互的度量问题，以及本章研究涉及的相关背景、理论在4.1节中进行阐述；多元相关分析方法涉及的数学理论、仿真和真实P300验证实验细节依次在4.2、4.3节进行介绍；本章的研究结果和相关发现在4.4节进行展示，并在4.5节对相关结果进行系统讨论；最后，将在4.6节中对本章工作进行小结。

第五章：基于时变多元相关分析的脑电皮层大尺度dFNC构建。5.1节介绍本章研究的落脚点——脑电皮层FNC分析需要捕获动态的、瞬时的交互活动，及本书涉及的相关背景、理论；5.2节对WTCS涉及的数学理论、基于WTCS的脑电大尺度网络构建框架及相关理论进行介绍；验证实验设计、基于P300的大尺度探索性研究细节等在5.3节进行介绍；本章相关仿真、真实P300脑电研究结果在5.4节进行介绍；在5.5节中，讨论WTCS作为时变多元相关分析方法在度量多元信号间动态耦合关系的表现，以及其在脑电大尺度网络研究上的潜力；5.6节将对本章研究小结。

第六章：总结与展望。这一章将回顾和总结本书的研究内容、成果、贡献及意义；并基于当前的研究成果，思考和展望脑电大尺度网络研究的未来方向，以及所发展的方法在更广阔的领域的潜在应用。

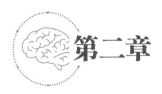

第二章

基于ndGCMSF的脑电头表大尺度时变有向网络构建

脑电具有非稳态、低信噪比和复杂频谱等特性。传统基于AR模型驱动的系列大脑有向网络估计方法，受模型估计不可靠、先验假设与生理实际不符等因素影响，其估计的网络不可避免地因偏离脑电生理实际而出现扭曲。时变有向网络的非参数估计，通过非参数途径直接从脑电信号本质存在的时频信息中推断因果关系，避免了预设模型所施加的限制。稳健的时频表征（非参数因果估计的基石）是增强其可靠性的关键。因此，本章提出了一种用于非参数估计时变有向网络的方法——ndGCMSF。它通过整合不同空间中互补的谱信息以生成可靠的谱表征来鲁棒地、无约束地估计大脑区域之间的动态因果交互。

2.1 引言

大脑的大尺度网络交互具有的动态性和方向性，是支撑其系统且高效地控制个体行为功能和认知过程的基础[1, 2]。研究大脑网络的动力学和方向性，即时变有向大脑网络，对于人们进一步理解大脑高效运作的原理和阐明神经系统疾病的潜在机制至关重要[1, 61, 62]。

通过时间序列的AR建模来推断因果关系的模型驱动方法，如ADTF[63]，在先验约束上的相对折衷（相较DCM等结构动力学方法，其要求较少的先验假设，一些基于信息论的方法不需要过多的数据样本）因此成为脑电网络估计广泛使用的方法[64, 65]。然而，这种方法的固有的限制性假设，如滞后阶数必须已知、信号平稳性和线性动力学依赖等仍旧限制着其性能。另外，违反或歪曲任何单一假设或先验信息会导致扭曲的网络结果[64]，从而限制了它们的广泛适用性，特别是在脑电这种具有复杂频谱特征的非稳定信号下[31, 66]。近年来，在更少限制条件下探索大脑交互动力学和有向通信的需求推动了非参数方法的出现。非参数方法通过频谱密度推断因果关系，并允许在不受前述限制下研究大脑因果关系[66]。当考虑时变谱时，即小波变换（wavelet transform，WT），非参数方法被扩展到动态场景下，就是非参数动态格兰杰因果（nonparametric dynamic Granger causality，ndGC）[31]。一些研究已经证明了ndGC在捕捉大脑内在定向交互作用方面的优势，尤其是在捕捉其微小动态的变化上[67]。作者之前的研究也通过直接将ndGC与应用最广泛的参数化方法ADTF进行比较证明了这一点[68]。目前，ndGC在神经科学研究中引起了越来越多的关注，并被用于揭示丘脑腹内侧核对皮层活动的因果调节[69]，理解自闭症（孤独症）谱系障碍儿童言语结合线索的非典型自下而上的皮层加工[70]等。

ndGC主要基于时频信息推断因果关系，因此其实现鲁棒网络估计的关键在于准确的时频表示。在ndGC中，嵌入小波变换是由其有效平衡时域和频域表示的能力所驱动的。但在Hinesburg不确定性原理的限制下，往往以牺牲精度为代价[71, 72]，这对ndGC的可靠性产生了负面影响。在本质上，不同的方法擅长于从不同的角度表征频谱信息，并且往往包含位于不同空间的互补信息[73]。例如，Gabor变换（Gabor transform，GT）为信号提供了精确的局部表示，提供了WT在频率表示上的补充性信息。然而，其固定窗口限制了随时间变化调整频率表示的灵活性，从而在应用于非平稳信号时导致频谱泄漏和交叉项干扰等潜在问题[74-76]。单一空间分析无法完全涵盖信号的复杂频谱信息，因此无法满足ndGC对鲁棒谱表征的需求。多模态融合集成了来自不同模态的互补信息，在包括神经科学和工程科学在内的广泛领域因形成更强大和全面的数据表征而受到关注[36, 76]。与源数据域和特征域的融合策略相比，跨空间频谱融合考虑了由不同方法定义的不同空间表征的互补特征，因此更适合生成鲁棒的时频表征。许多研究强调，多空间频谱融合产生的表征比任何单一空间的时频分析更准确[77]，更适用于分析非平稳神经信号[78]。通过整合这些在不同时频空间中定义的频谱表示，可以更详细地描述信号的频谱模式，从而有助于时变有向网络的非参数估计。

因此，本书专注于实现更可靠的ndGC估计，提出了一种基于多空间频谱融合的可靠时变有向网络估计方法——ndGCMSF，以适应脑电非平稳和低信噪比等生理特征，鲁棒地推断大脑内在的动态和定向交互作用。ndGCMSF通过不同空间（如小波空间和Gabor空间）的互补信息融合以产生可靠的谱密度估计。随后，利用谱密度矩阵分解从鲁棒谱密度表征中估计传递函数和噪声协方差，从而能够准确估计时变有向网络。本书提出的ndGCMSF是一个广义框架，可以结合跨空间的互补信息，非参数地推断因果关系，精确地探索大脑内在的有向组织，同时摆脱模型驱动方法的约束。

2.2 基于多空间谱信息融合的非参数动态格兰杰因果

非参数方法通过分析、配对信号间的交叉谱和自谱来推断大脑区域之间的因果关系。由于Hinesburg不确定性原理[79]的局限性，单一的时频分析方法不可能在时域或频域实现频谱表示的任意细化。由不同方法基于不同的时频空间定义的时频表征提供了关于精确描述信号时频谱的互补性信息。如图2-1（a）所示，信号的真实时频信息记为集合 A ，其可以根据不同的时频分析方法在不同的空间中部分地表示，即 $\{R_1, R_2, \cdots, R_k\}$ 。整合分散在空间中的互补信息可以增强真实时频模式的表征。因此，本书提出 nd-GCMSF，从通过多空间频谱融合获得的可靠时频表征中推断大脑内在的动态和定向交互作用，如图2-1（b）所示。

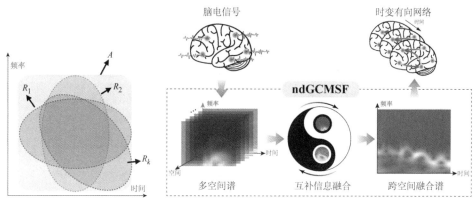

（a）在不同空间中定义的不同　　　　　（b）ndGCMSF框架示意图
频谱表示之间关系的简单说明

图2-1　ndGCMSF 的数学推理

在此框架下，对于任意一对时间序列 $x_m(t)$ 和 $x_n(t)$ ，包含它们之间潜在相互作用信息的跨空间谱密度矩阵可以表示为

$$S(t,f) = \begin{pmatrix} \langle F_{mm}(t,f) \rangle & \langle F_{mn}(t,f) \rangle \\ \langle F_{nm}(t,f) \rangle & \langle F_{nn}(t,f) \rangle \end{pmatrix} \tag{2-1}$$

式中，每个元素 $F_{ij}(t,f)$ 中的 i 和 $j \in \{m,n\}$ ，表示在时间 t 和频率 f 处的多空间融合自谱 $(i=j)$ 和交叉谱 $(i \neq j)$ ；<>表示所有试次的均值。

本书通过调整每种时频分析方法的窗口或基函数细节来统一时频尺度，并采用一种简单而有效的策略——跨空间谱平均来获得有效的跨空间频谱表示。因此，式（2-1）中的 $F_{ij}(t,f)$ 从 K 个不同的空间中得到，可表示为

$$F_{ij}(t,f) = \frac{1}{K} \sum_{k=1}^{K} F_{ij}^k(t,f) \tag{2-2}$$

$$F_{ij}^k(t,f) = F_i^k(t,f)F_j^k(t,f)^*, i,j \in \{m,n\}$$

式中，*表示复共轭。

理论上，在此框架下，通过适当选择互补方法来估计不同域的频谱表示，并设计有效的融合策略，可以有效地利用来自不同空间的有价值的互补性信息。

传统的非参数时变因果推理基于单个小波空间[31, 68]。然而，这种自适应局部时频表示是以牺牲频率精度为代价的[71, 72]。另外，虽然GT提供了精确的信号频域表示，但它在捕获动态变化的时频信息方面缺乏适应性[74-76]。因此，当前研究主要基于这两个互补空间说明了ndGCMSF的数学细节。

GT主要采用高斯窗函数，满足不确定性原理$\Delta_t\Delta_w = 1/2$的下界[80]，以最大的分辨率在时域、频域实现最佳集中[81]。基于GT，对给定时间t和频率f处的x_m和x_n的时频表征可以表示为

$$G_m(t,f) = \int_{-\infty}^{\infty} x_m(\eta)g_a(\eta-t)e^{-i2\pi f\eta}d\eta \tag{2-3}$$

$$G_n(t,f) = \int_{-\infty}^{\infty} x_n(\eta)g_a(\eta-t)e^{-i2\pi f\eta}d\eta$$

式中，g( )为Gabor函数，即高斯窗函数：

$$g_a(t) = \frac{1}{a\sqrt{\pi}}e^{-\frac{t^2}{a^2}} \tag{2-4}$$

高斯窗函数具有由常数a决定的固定定义，这是其在非平稳信号中有限适应性的基础。

与GT采用的固定窗长不同，WT[82]根据信号的时频特性采用自适应窗进行频谱分析。这种方法确保了低频时更宽的窗口和高频时更长的窗口，从而实现了时间和频率分辨率之间的平衡，有效地适应非平稳信号。WT方法计算两个时间序列x_m和x_n在时间点t和尺度s处的小波变换为

$$W_m(t,s) = \frac{1}{\sqrt{s}} \int_{-\infty}^{\infty} \psi^* \left(\frac{\eta - t}{s} \right) x_m(\eta) \mathrm{d}\eta$$

$$W_n(t,s) = \frac{1}{\sqrt{s}} \int_{-\infty}^{\infty} \psi^* \left(\frac{\eta - t}{s} \right) x_n(\eta) \mathrm{d}\eta \tag{2-5}$$

式中，$\psi(\ )$为母小波，即本书中莫奈小波：

$$\psi(\eta) = \pi^{-1/4} \mathrm{e}^{i\omega\eta} \mathrm{e}^{-\eta^2/2} \tag{2-6}$$

尺度 s 和频率 f 之间存在唯一的等价关系，即 $W(t,s)$ 可以转换为 $W(t,f)$。在这里，尽管可变带宽使其能够自适应地实现时域、频域分辨率的最佳权衡，但也可能导致能量泄漏到相邻的频段中，从而影响窄带信号的频率定位精度。

基于图 2-1 所示的 ndGCMSF 框架，小波与 Gabor 空间结合后的跨空间谱密度矩阵可根据式（2-1）定义为：

$$S(t,f) = \begin{pmatrix} \left\langle \left(\sum_{k=1}^{K} F_{mm}^k(t,f) \right) \middle/ K \right\rangle & \left\langle \left(\sum_{k=1}^{K} F_{mn}^k(t,f) \right) \middle/ K \right\rangle \\ \left\langle \left(\sum_{k=1}^{K} F_{nm}^k(t,f) \right) \middle/ K \right\rangle & \left\langle \left(\sum_{k=1}^{K} F_{nn}^k(t,f) \right) \middle/ K \right\rangle \end{pmatrix} \tag{2-7}$$

式中，$k = 1, 2$；$F_{ij}^1(t,f) = G_{ij}(t,f)$；$F_{ij}^2(t,f) = W_{ij}(t,f)$。

其具有如下所示的分别在 Gabor 和小波空间中定义的自谱和交叉谱：

$$G_{ij}(t,f) = G_i(t,f) G_j(t,f)^*, i = m,n; j = m,n$$

$$W_{ij}(t,f) = W_i(t,f) W_j(t,f)^*, i = m,n; j = m,n \tag{2-8}$$

随后，$S(t,f)$ 可以用 Wilson 谱矩阵分解方法分解[83]，如式（2-9）所示：

$$S(t,f) = \Psi\Psi^* \tag{2-9}$$

式中，Ψ 表示可以在频域中进行傅里叶展开的最小相位谱函数，其傅里叶系数可以表示为

$$C_k = \frac{1}{2\pi} \int_{-\pi}^{\pi} \Psi\left(\mathrm{e}^{i\theta} \right) \mathrm{e}^{-ik\theta} \mathrm{d}\theta \tag{2-10}$$

式中，$\Psi(\mathrm{e}^{i\theta})\mathrm{e}^{-ik\theta}$ 是傅里叶算子。随后，噪声协方差矩阵 Σ 和传递矩阵 H 可以通过式（2-11）求得

$$\Sigma = C_0(C_0)'$$
$$H = \Psi C_0^{-1}$$
$$(2\text{-}11)$$

式中，上标"'"表示矩阵的转置。因此，在时间 t 和频率 f 处，从 x_n 到 x_m 的非参数因果可以定义为

$$I_{n \to m}(t,f) = \ln\left(\frac{S_{mm}(t,f)}{S_{mm}(t,f) - (\Sigma_{nn}((\Sigma_{mn})^2/\Sigma_{mm})|H_{mn}|^2)}\right) \quad (2\text{-}12)$$

式中，$S_{mm}(t,f)$ 是 $S(t,f)$ 的第 m 行、第 m 列的元素，Σ_{mm}、Σ_{nn}、Σ_{mn}、H_{mn} 也是 H 和 Σ 对应位置的分解元素。最后，通过依次计算时间序列对之间的连接权值，得到各时间点的有向连接矩阵：

$$ndGCMSF(:,:,t) = \begin{pmatrix} I_{1 \to 1}(t) & I_{1 \to 2}(t) & \dots & I_{1 \to N}(t) \\ I_{2 \to 1}(t) & I_{2 \to 2}(t) & \dots & I_{2 \to N}(t) \\ \vdots & \vdots & \ddots & \vdots \\ I_{N \to 1}(t) & I_{N \to 2}(t) & \dots & I_{N \to N}(t) \end{pmatrix} \quad (2\text{-}13)$$

式中，$I_{n \to m}$ 是在 t 时刻特定频段的 GC 权值的平均。基于单个 Gabor 或小波空间的 ndGC（即 ndGCGT 或 ndGCWT）可以用式（2-7）～（2-13）代入相应的谱密度矩阵来计算。基于 ndGCMSF 的非参数时变有向脑网络构建过程可以总结为算法 2-1。

算法 2-1：基于 ndGCMSF 的时变有向网络估计

输入：EEG 信号 $X = [x_1, x_2, \cdots, x_N] \in \mathbb{R}^{N \times T \times ntrial}$，频段 Θ

输出：时变有向网络连接矩阵 $ndGCMSF \in \mathbb{R}^{N \times N \times T}$

初始化：$m = 1, n = 1, t = 1$

01. For $m = 1 \to N$ do

02.　　For $n = 1 \to N$ do

03.　　　　For $nt = 1 \to ntrial$ do

04.　　　　　　For $k = 1 \to K$ do

05.　　　　　　　　$F_{ij}^k(t,f) \leftarrow TF(x_i, x_j), i,j \in \{m,n\}$

06.　　　　　　End for

07.　　　　　　$F_{ij}(t,f) \leftarrow (1/M)\sum_{k=1}^{K} F_{ij}^k(t,f), i,j \in \{m,n\}$

08.　　　　End for

---

09. $S(t,f) \leftarrow \begin{pmatrix} \langle F_{mm}(t,f) \rangle & \langle F_{mn}(t,f) \rangle \\ \langle F_{nm}(t,f) \rangle & \langle F_{nn}(t,f) \rangle \end{pmatrix}$

10.   For $t = 1 \rightarrow T$ do

11. $\Psi(t,f) \leftarrow WMF(S(t,f))$

12. $C_0 \leftarrow \dfrac{1}{2\pi} \int_{-\pi}^{\pi} \Psi(e^{i\theta}) \mathrm{d}\theta$

13. $\Sigma \leftarrow C_0(C_0)', H(t,f) \leftarrow \Psi(t,f)C_0^{-1}$

14. $I_{n \rightarrow m}(t,f) \leftarrow \ln\left(\dfrac{S_{mm}(t,f)}{S_{mm}(t,f) - \left(\sum_{nn}\left(\left(\sum_{mn}\right)^2 \big/ \sum_{mm}\right)|H_{mn}|^2\right)} \right)$

15. $ndGCMSF(m,n,t) \leftarrow mean\left(I_{n \rightarrow m}(t,f)\big| f \in \Theta\right)$

16.   End for

17. End for

18. End for

19. 程序结束

附注 2-A：TF( )表示计算不同空间的时频自谱密度和交叉谱密度，在本书中分别为 GT 和 WT；WMF( )表示 Wilson 谱密度矩阵分解算法；mean( )表示给定频段内的平均。

2.3 实验

2.3.1 实验一：仿真实验

本实验首先进行了系统仿真，比较了 ndGCMSF 与单一空间 ndGC 方法（即 ndGCGT 和 ndGCWT）和最广泛使用的模型驱动方法（ADTF）的性能。

（1）仿真步骤

基于如下所示的 3 阶多元自适应自回归（multivariate adaptive autoregressive，MVAAR）模型，首先定义了由5个联合平稳随机过程组成的300个样本点的5节点动态有向网络进行仿真实验：

$$x_1(t) = -0.35x_1(t-1) + 0.2x_1(t-2) + \varepsilon_1(t)$$
$$x_2(t) = -0.25x_2(t-1) + a_{12}(t)x_1(t-2) + a_{52}(t)x_5(t-3) + \varepsilon_2(t)$$
$$x_3(t) = -0.25x_3(t-1) + a_{23}(t)x_2(t-2) + a_{13}(t)x_1(t-3) + \varepsilon_3(t) \qquad (2\text{-}14)$$
$$x_4(t) = -0.25x_4(t-1) + a_{24}(t)x_2(t-2) + a_{34}(t)x_3(t-2) + a_{14}(t)x_1(t-3) + \varepsilon_4(t)$$
$$x_5(t) = -0.35x_5(t-1) + 0.2x_5(t-2) + a_{25}(t)x_2(t-2) + a_{45}(t)x_4(t-2) + \varepsilon_5(t)$$

式中，ε和a_{mn}分别代表高斯白噪声和MVAAR系数。具体而言，MVAAR系数在不同阶段的变化值如下：

$$a_{mn}(t) = \begin{cases} 0.6 & 0 < t \leqslant 100 \\ 0 & \text{otherwise} \end{cases} \quad m=1, n=2,3,4$$

$$a_{23}(t) = \begin{cases} 0.6 & 100 < t \leqslant 150 \\ -0.6(t-200)/50 & 150 < t \leqslant 200 \\ 0 & \text{otherwise} \end{cases}$$

$$a_{24}(t) = \begin{cases} 0.9(t-200)/100 & 200 < t \leqslant 300 \\ 0 & \text{otherwise} \end{cases} \qquad (2\text{-}15)$$

$$a_{34}(t) = a_{52}(t) = \begin{cases} 0.6 & 100 < t \leqslant 200 \\ 0 & \text{otherwise} \end{cases}$$

$$a_{25}(t) = a_{45}(t) = \begin{cases} 0.6 & 200 < t \leqslant 300 \\ 0 & \text{otherwise} \end{cases}$$

定义有向连接的MVAAR系数和相应的时变有向网络如图2-2所示。其中，阶段1的网络保持不变，阶段2和阶段3的网络涉及渐变的模式（阶段2：连接2→3的权重在该阶段过半后逐渐减小为零；阶段3：连接2→4的权重逐渐增大到0.9）。在每次实验中，利用式（2-15）产生的15个试次的5通道信号，采样频率为100 Hz，持续时间为3 s（共300个点）。随后，在每次试验的每个时间序列中加入不同信噪比（SNR = -5 dB、0 dB、5 dB、10 dB）的高斯白噪声。最后，分别使用ndGCMSF、ndGCGT、ndGCWT和ADTF计算时变连接矩阵（维数为5 × 5 × 300）。这里，ADTF的模型阶数由广泛使用的赤池信息准则（Akaike information criterion，AIC）决定[84]。为保证结果的稳定性，上述实验重复了100次。

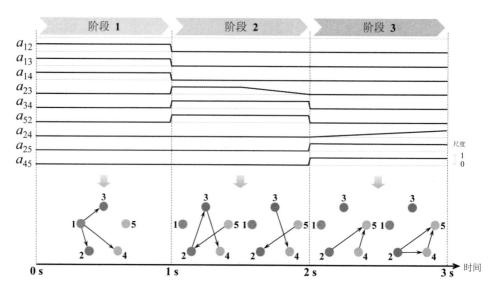

图2-2　预定义的5节点时变有向网络结构

注：顶部黑色实线表示MVAAR系数的演变；底部的网络拓扑图表示与MVAAR模型相对应的时变有向网络模式，其中实心圆（即节点）表示大脑区域，节点之间带箭头的黑色实线表示有向连接。

（2）性能评估

为了检验上述方法恢复网络结构的性能，在每一次实验结果中，保留每个时间点连接矩阵中权重值最大的前K条连接形成恢复的网络连接结构。在本章中，由于每个时刻点都被定义了3条连接，因此K=3。随后，通过定义定量指标——网络正确恢复连接的比率（the ratio of correctly recovered connections，CRR）——来评估正确估计网络结构的性能。对于每个实验，在时刻t的CRR值计算为

$$CRR(t) = \frac{N_C}{N_T} \qquad (2\text{-}16)$$

式中，N_C为正确恢复的边数，N_T表示预定义网络中的边总数。更高的CRR表明更好的网络估计性能。

连接权值的变化反映了网络连接的时变特征。在本实验中，所有的权重时间序列都使用Z分数（Z-score）标准化到统一的尺度，以直观地比较

连接的变化趋势。然后，对每个实验定义的每条连接都计算Pearson相关系数（rho）和均方根误差（root-mean-square error，RMSE），定量评估捕获连接权重时变特性的性能。具体来说，连接权值变化的相关系数和均方根误差可以按下式计算：

$$rho_{mn} = \frac{\sum_{k=1}^{100}(w_{mn}^{k} - \bar{w}_{mn})(a_{mn}^{k} - \bar{a}_{mn})}{\sqrt{\sum_{k=1}^{100}(w_{mn}^{k} - \bar{w}_{mn})^2}\sqrt{\sum_{k=1}^{100}(a_{mn}^{k} - \bar{a}_{mn})^2}} \tag{2-17}$$

$$RMSE_{mn} = \sqrt{\frac{1}{n}\sum_{k=1}^{100}(a_{mn}^{k} - w_{mn}^{k})^2} \tag{2-18}$$

式中，a_{mn}^{k} 和 w_{mn}^{k} 分别为第 k 次实验中表征预定义的连接权重变化的时间序列和表征重构的连接权重变化的时间序列。

2.3.2 实验二：脑电实验

为了进一步评估ndGCMSF在表征脑网络内在动态转换方面的性能，本文进一步将其应用于脑卒中患者的真实临床脑电数据之中。

（1）被试

本书所研究的内容得到了电子科技大学机构伦理委员会的批准。共招募了14名被试（右利手），其中7名为脑卒中后左臂偏瘫（post-stroke hemiplegia of the left arm，PL），年龄56.1 ± 10.7岁，6名男性，1名女性；7名为脑卒中后右臂偏瘫（post-stroke hemiplegia of the left arm，PR），年龄为55.7 ± 8.8岁，6名男性，1名女性。所有被试都没有精神疾病史，也没有服用任何抗精神病药物。采用Brunnstrom测试、功能独立性测试（functional independence measure，FIM）、上肢动作研究测试（action research arm test，ARAT）和Wolf运动功能测试（Wolf motor function test，WMFT）评估脑卒中后患者的运动功能状态，得分越高表明运动功能越好。为保证实验的顺利进行，卒中后偏瘫患者入组需要满足以下条件：①经临床专家确诊为首次卒中；②原发性功能障碍伴单侧偏瘫（上肢 Brunnstrom 分期≥Ⅱ期）；③患者生命体征和认知水平足以完成实验［简易精神状态检查（mini-mental state examination，MMSE）≥22］。在实验前，所有参与者都充分了解了必要的实验细节，并签署了知情同意书。

（2）实验流程

所有参与者都完成了图 2-3 所示的指令反应运动（instruction response movement，IRM）任务。每个 IRM 试次包括 3 个过程：首先屏幕中央显示十字提示被试集中注意，持续 1—2 s；其次单侧运动执行指令呈现，持续 3 s（左箭头：左前臂手腕伸展；右箭头：右前臂手腕伸展），被试需要在这期间完成指令动作；最后持续 2 s 的空白屏幕呈现，指示被试可以短暂休息。实验共包含 40 个左/右箭头指令，在每个试次中随机显示在屏幕上。在正式实验开始前，被试有 1—2 min 的练习时间来熟悉实验过程。

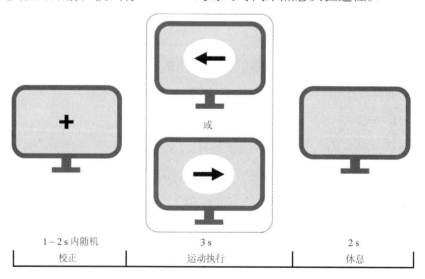

图 2-3　IRM 实验流程

（3）脑电信号采集

使用带有 BrainAmp 放大器的 BrainVision 记录仪（Brain Products，Munich，Germany），基于根据国际 10-20 系统排布的 32 个 Ag/AgCl 电极记录脑

电信号，分别在FCz和AFz处参考和接地。两个额外的电极用于记录眼电（electrooculogram，EOG）活动。所有记录的信号都以1 000 Hz进行数字化采样。为了保证信号质量，在整个实验过程中，所有电极的阻抗都保持在5 kΩ以下。

（4）脑电信号预处理

脑电信号预处理流程如下：1—30 Hz带通滤波，基于ICA的半自动眼电伪迹去除[85]，参考电极标准化技术（re-referencing using reference electrode standardization technique，REST）重参考[86]，以[−1, 2] s进行数据分割（其中0 s对应刺激开始），基于[−1, −0.8] s的数据进行基线校正，最后进行伪迹片段去除（阈值：±75 uV）和数据降采样（降采样至100 Hz）。考虑大脑容积效应的影响，本书后续采用其中16个通道的脑电数据进行脑网络分析[87]。

（5）时变有向网络构建与分析

利用提出的ndGCMSF、相应的单一空间方法（ndGCWT和ndGCGT），以及广泛采用的模型驱动方法ADTF，基于每个被试的干净脑电试次，计算PL和PR患者左、右IRM的时变有向连接矩阵。然后，将各条件下每组所有被试的平均值作为对应该组的连接矩阵，基于成本阈值策略（cost threshold: 10%）——即保留权重排名前10%的连接——对该矩阵进行二值化，研究网络拓扑分布特征[88]。

运动执行过程中网络组织的偏侧性是最显著的特征。出度是一种评估节点传播特性的网络度量，特别适用于测量大脑半球区域的主导地位[68, 89]。因此，本书进一步计算了左、右半球的出度来测量IRM任务过程中网络组织的偏侧性。具体而言，使用脑连接工具箱（brain connectivity toolbox，BCT，http://www.brain-connectivity-toolbox.net）[89]可将时间t处各半球的出度定义为

$$OD(t) = \sum_{m \in \Omega_{left/right}} \sum_{n \in \Omega} e(t)_{mn}, m \neq n \qquad (2\text{-}19)$$

式中，$e(t)_{mn}$ 表示二值化后的网络在时间 t 处从节点 m 到节点 n 的连接，其值等于 0 或 1，分别表示该连接的存在与否；Ω 表示包含网络中所有电极的集合；而 $\Omega_{left/right}$ 表示包含所有左半球或右半球电极的集合。

通过这种方法，计算出每个被试在不同 IRM 条件下的偏侧性指标，即半球出度。在这里，对每个半球出度序列进行移动平均平滑处理（窗口大小为5）以保证序列的稳定性。同时，进行 $[-1, -0.8]$ s 基线校正以更好地显示半球出度的变化趋势。

最后，本文根据每个半球的时变出度，提取可靠特征来识别偏瘫类型并评估患者的运动功能状态。具体来说，先从每个半球的左、右 IRM 的时变出度中提取共空间模式（common spatial pattern，CSP）特征。然后采用基于径向基函数（radial basis function，RBF）的支持向量机（support vector machine，SVM）对左、右偏瘫进行分类。在分类过程中，采用遗传算法在训练集上基于留一交叉验证（leave-one-out cross-validation，LOOCV）对模型参数进行优化。为了评估分类效果，LOOCV 策略也被用来预测每位患者的偏瘫类型，并计算分类准确率、召回率和 F1 分数以量化偏瘫类型识别的表现。

此外，本书还基于如图 2-4 所示的偏瘫病人偏瘫肢体、受损半球间的关系，定义了如下所示的相对偏侧性指数来衡量患者的运动功能状态：

$$L = L_{HH} - L_{PH}$$
$$L_i = (1/T)\sum_{t \in [0,1.5]s} OD(t)_{UH} - OD(t)_{IH}, i \in \{HH, HP\} \qquad (2\text{-}20)$$

式中，OD_{UH} 和 OD_{IH} 分别为大脑未受损半球（偏瘫肢体同侧半球）和受损半球（偏瘫肢体对侧半球）的出度，HH 和 HP 分别代表患者进行健康肢体和偏瘫肢体的 IRM 任务。该指标量化了偏瘫肢体相对于健康肢体 IRM 所观察到的大脑网络的偏侧性程度。健康的单侧肢体运动通常与大脑对侧区域活动相关[90, 91]，左、右肢体 IRM 具有相反的偏侧性。对于每个偏瘫被试，偏瘫肢体和健康肢体都是唯一的。偏瘫肢体越接近健康状态，则越趋向于与对侧的健康肢体运动的偏侧性现象相反，相对偏侧性指数 L 也就越大。因

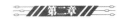
此，相对偏侧性指数L越大，个体运动功能状态越趋于健康。最后，使用Spearman 相关性研究其与患者运动功能行为测量（Brunnstrom 阶段、FIM、ARAT 和 WOLF）之间的相关性。

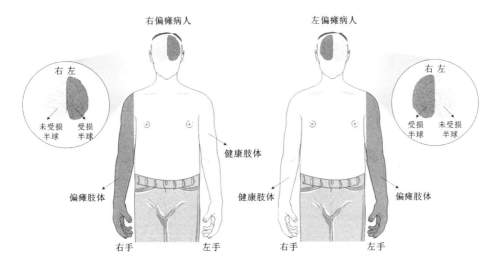

图2-4　偏瘫肢体及受损大脑半球关系示意图

2.4　结果

2.4.1　仿真实验结果

首先，观察在不同信噪比条件下，100次仿真实验过程中利用ndGCGT、ndGCWT、ndGCMSF 和 ADTF 计算的时变有向网络拓扑分布情况。如图2-5所示，估计出的网络拓扑分布模式与预定义的网络结构的一致性越高，伪连接的数量越少，意味着对应方法在捕获脑电时变有向网络方面的性能越好。在本书的研究中，易观察到ndGCMSF在所有信噪比中表现出与预定义模式的一致性最高。在非参数方法中，即使在低信噪比（-5 dB）下，ndGCMSF与预定义模式的一致性最高，ndGCWT次之，而ndGCGT表现最差。与非参数方法相比，ADTF在其结构中表现出最多的伪连接和明显的模式畸变。

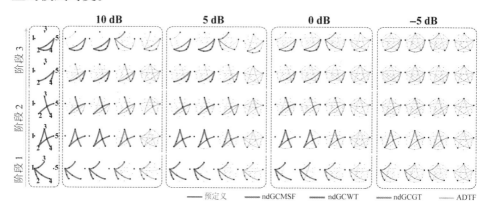

图2-5 不同方法估计的时变有向网络模式拓扑结构

注：每一列代表时变网络的三个阶段。最左边的列表示预定义的时变有向网络结构。在每个子图中，带箭头的实线表示节点之间的有向连接，连接线的粗细表示其在100次实验中出现的总次数。更粗的连接表示估计出该连接的次数更多。彩色线表示估计次数超过$\mu+\sigma$次的连接（即100次实验估计出的主要结构）。不同的颜色对应不同的方法（红色：ndGCMSF，蓝色：ndGCWT，绿色：ndGCGT，棕色：ADTF，紫色：预定义模式）。灰线表示出现频率较低的连接。μ和σ表示100次实验中的均值和标准差（standard deviation，STD）。

图2-6进一步定量给出了不同信噪比条件下，不同方法在网络估计性能上的表现，包括每个时刻点下的CRR值，即时变CRR，如图2-6（a）；以及整个时变过程的平均CRR值，如图2-6（b）。结果表明，在所有信噪比条件下，相较其他方法，ndGCMSF始终具有更高的时变CRR和平均CRR。对比单一空间非参数估计方法ndGCWT和ndGCGT，ndGCWT的CRR值普遍高于ndGCGT。但是在极低信噪比条件下，ndGCWT和ndGCGT的CRR值较为接近，两者之间不存在显著差异。此外，基于模型驱动的ADTF在所有信噪比条件下都具有最低的时变和平均CRR。

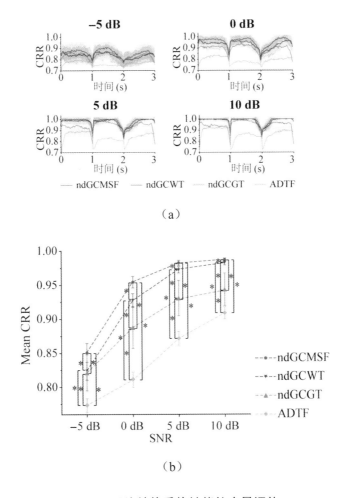

（a）

（b）

图2-6　网络结构重构性能的定量评估

注：（a）和（b）分别显示了整个过程的时变CRR和平均CRR。在（a）中，实线和阴影分别表示100次实验的平均值和STD，每种方法用不同的颜色表示（红色：ndGCMSF，蓝色：nd-GCWT，绿色：ndGCGT，棕色：ADTF）。在（b）中，不同形状和颜色的符号表示100次实验中不同方法的平均值（红色圆形：ndGCMSF，蓝色倒三角：ndGCWT，绿色正三角：nd-GCGT，棕色菱形：ADTF）。误差条表示标准差，星号代表两种方法性能差异显著（$p<0.05$）。

　　在各信噪比条件下，各方法估计的网络连接权值的变化情况及其与预定义连接权值变化趋势的一致性量化比较如图2-7所示。ndGCMSF估计的网络连接的权重呈现出易于区分的三个阶段的明显变化，与预定义的连接权重变化保持一致。其与预定义连接权重变化趋势的相关系数最高，RMSE

最低。而对于单一空间非参数估计方法，ndGCWT 呈现出一定程度的捕获预定义连接权重变化趋势的能力，但略逊于 ndGCMSF。与其他非参数方法相比，ndGCGT 描述的变化趋势表现出剧烈的波动，并且在不同阶段之间的切换上最不清晰，但仍然略优于模型驱动方法 ADTF。由于先验模型的限制，ADTF 不仅在连接权重的时变趋势捕捉上次于所有非参数方法，还在早期阶段呈现出完全偏离预定义模式的权重变化，即自时间序列的起始点开始权重呈持续增加趋势。一段时间后，其在达到稳定后才开始呈现出连接权重的真实变化趋势。

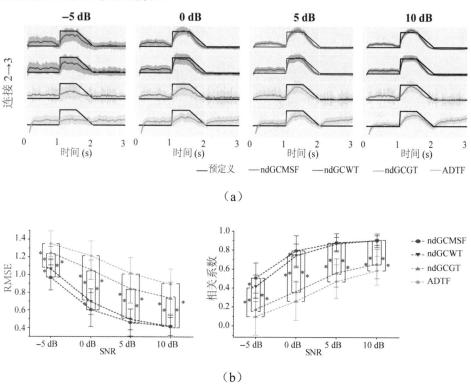

图 2-7　网络时变特性跟踪性能评估

注：（a）和（b）分别显示了连接权重随时间的变换及其定量评估。在（a）中，由于连接数较多，不便于呈现，仅将连接 2→3 作为其中的代表呈现。图中实线和对应的阴影分别表示 100 次实验的平均值和标准差。不同的方法用颜色区分（红色：ndGCMSF，蓝色：ndGCWT，绿色：ndGCGT，棕色：ADTF）。在（b）中，不同形状和颜色的符号表示 100 次实验中不同方法的平均值（红色圆形：ndGCMSF，蓝色倒三角：ndGCWT，绿色正三角：ndGCGT，棕色菱形：ADTF）。误差条为标准差，星号代表两种方法性能差异显著（$p<0.05$）。

(2.4.2) 偏瘫病人运动过程中的时变有向网络

随后，基于真实脑电数据进一步评估不同方法在刻画大脑时变有向网络特征的性能，并探索偏瘫病人在运动执行过程中的时变网络机制。

由ndGCMSF估计的偏瘫病人IRM时变有向网络空间拓扑分布如图2-8（a）所示。在运动"准备"阶段（−1—0 s），其主要维持了相对对称分布的额-顶叶连接，在偏瘫肢体同侧大脑区域（未受损大脑区域）呈现出轻微偏侧性。随着"执行"阶段（0—2 s）的到来，网络的偏侧性分布特征变得更为明显，尤其是在顶叶区域。具体来说，PL组左半球（如P3）出信息流增加，而PR组呈现出更多源自右半球（如P4、P8、F4）的连接。随后，偏瘫肢体对侧远离运动区域的大脑区域（如O2、Fp1）表现出激活状态，连接流向大脑的偏瘫肢体同侧半球。最后，网络逐渐恢复到与"准备"阶段类似的对称模式。对于单一空间非参网络估计方法，由ndGCWT估计的网络变化模式［图2-8（b）］与ndGCMSF相似。由ndGCGT估计的网络拓扑随时间变换的特征较为不清晰，阶段性特征不明显，如图2-8（c）。此外，模型驱动方法ADTF［图2-8（d）］则主要表现出远离中央运动区域的额叶和颞叶间的连通性，不同阶段的阶段性特征相对不明显。运动区域只在"执行"阶段晚期短暂地表现出一定程度的连接活动。

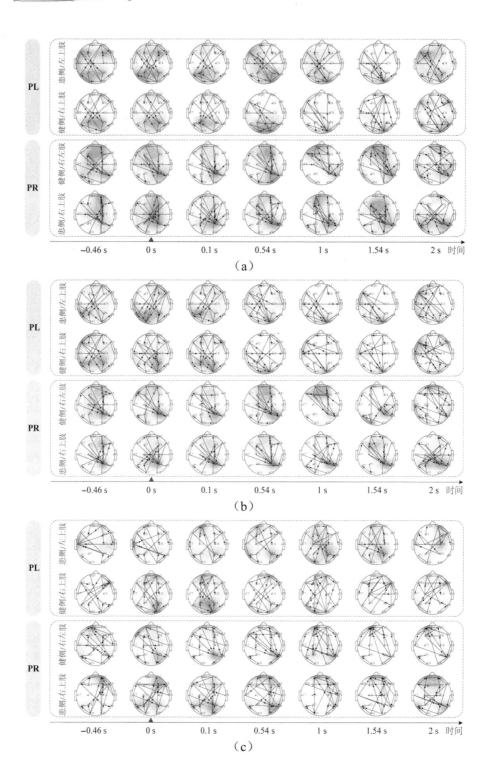

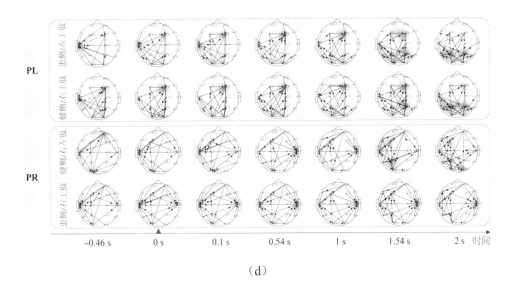

（d）

图2-8　PL组和PR组IRM运动的时变有向脑网络拓扑变化

注：（a）—（d）分别代表由ndGCMSF、ndGCWT、ndGCGT和ADTF计算的有向网络。在每张子图中，有向连接用带箭头的黑色实线表示；无向网络连接用无箭头的实线表示。实心圆代表电极（大脑区域）；蓝色阴影表示网络的出度地形图分布，颜色越深代表对应区域的出度越大。

由于网络拓扑表现出明显的偏侧性和阶段性，本书进一步观察了网络的半球出度特征，以量化这种偏侧性特征的变化趋势。由ndGCMSF估计的网络计算出的不同患者在不同类型IRM任务过程中的半球出度随时间的变化趋势如图2-9（a）所示。在指令开始前后的早期"执行"阶段，PL组和PR组均表现出未损伤半球的偏侧性。在"准备"和后期"执行"阶段，左、右脑半球显示出较为接近的出度特征。单一空间非参数估计方法ndGCWT和ndGCGT的半球出度与ndGCMSF有一定的相似性，但也在一定程度上表现出不同。具体来说，基于ndGCWT计算的PL组左侧肢体IRM任务［图2-9（c）］和基于ndGCGT计算的PR组右侧肢体IRM任务网络［图2-9（e）］的偏侧性不太明显，且没有很好地向早期"执行"阶段集中。在模型驱动方法ADTF中，PL组和PR组均表现为在受损半球有更高的出度，如图2-9（g）所示。这种偏侧性在刺激开始后的运动早期最大，并在PL组持续到结束，在PR组"执行"阶段后期下降。

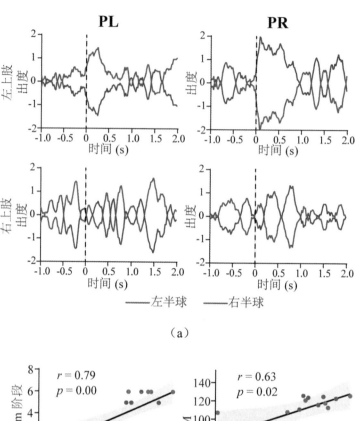

（a）

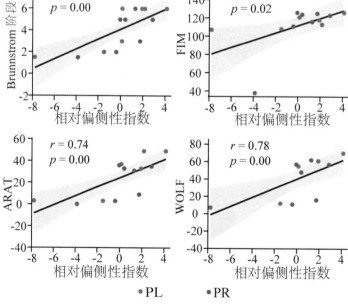

（b）

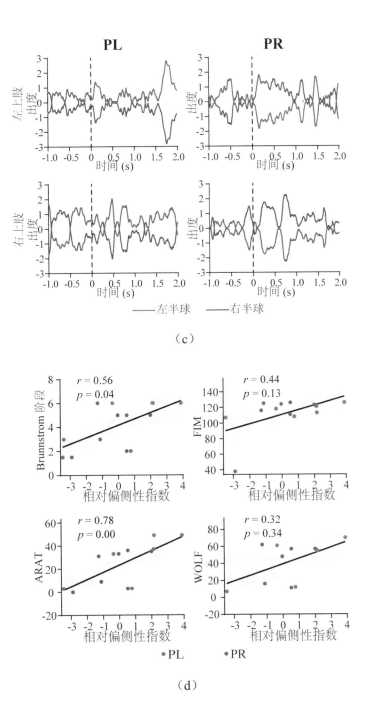

（c）

（d）

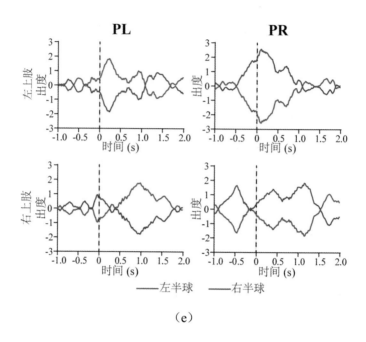

（e）

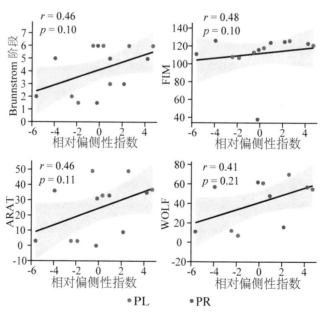

（f）

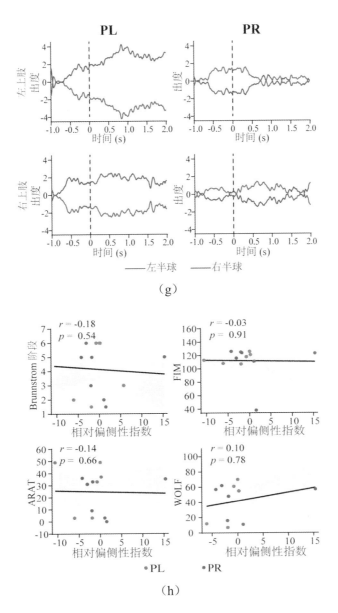

图2-9　患者半球出度变化及与其运动功能的相关性

注：每一行代表由不同方法计算的结果 [ndGCMSF：（a）和（b）；ndGCWT：（c）和（d）；ndGCGT：（e）和（f）；ADTF：（g）和（h）]。图（a）、（c）、（e）、（g）为PL组和PR组左、右IRM的时变半球出度。其中，红线代表左半球平均出度，蓝色代表右半球平均出度。图（b）、（d）、（f）、（h）为偏侧指数与患者运动功能测量的相关性。其中，粗体黑线表示线性拟合，灰色阴影表示置信区间。每个患者由彩色实心圆（红色：PL，蓝色：PR）表示，X轴和Y轴分别表示对应的相对偏侧指数和运动功能行为测试分数。

基于半球出度变化，本书进一步试图从中提取能够用于病人识别和运动功能评估的相关指标。见表2-1所列，ndGCMSF衍生的CSP特征在区分PL组和PR组患者方面表现出最高的性能（准确率为85.71%，召回率为85.71%，F1分数为85.71%），高于ndGCWT、ndGCGT和ADTF。此外，如图2-9（b）所示，ndGCMSF衍生的相对偏侧性指数与患者的运动功能状态呈显著正相关（Brunnstrom期：Spearman's $r = 0.79$，$p < 0.0$；FIM：$r = 0.63$，$p = 0.02$；ARAT：$r = 0.74$，$p < 0.01$；WOLF：$r = 0.78$，$p < 0.01$）。虽然单一空间非参数方法表现出类似的相关性趋势 [ndGCWT如图2-9（d）所示，ndGCGT如图2-9（f）所示]，但它们的性能不如ndGCMSF，即在多个条件下保持较低的相关性，且不存在显著性。与之相反，ADTF的相对偏侧性指数与患者的运动功能状态呈负相关。除了与FIM显著相关外，其余皆不显著，如图2-9（h）所示。

表2-1　患者识别（PL vs. PR）表现

	ndGCWT	**ndGCMSF**	ndGCGT	ADTF
Accuracy	71.43%	**85.71%**	50.00%	71.43%
Recall	85.71%	**85.71%**	42.86%	85.71%
F1-Score	75.00%	**85.71%**	46.15%	75.00%

附注2-B：加粗字体标识了最优（基于ndGCMSF特征）的分类（PL vs. PR）表现。

2.5 讨论

以非参数形式鲁棒地刻画大脑交互更能适应脑电复杂的生理特征，有助于探寻大脑交互的本质。本书提出融合多空间互补谱信息融合的非参数时变有向网络估计框架——ndGCMSF，在规避模型先验约束的同时，提升非参网络估计的准确性。

仿真研究表明，ndGCMSF有效地整合了跨空间信息，并在准确捕捉有向网络的瞬时变化方面优于其他方法。如图2-5、图2-6所示，在与非参数方法相比时，ADTF的性能最差。这很大程度上是由于其模型驱动方法固有的限制（如先验假设与实际不符、模型拟合不可靠等）使得其网络估计偏离大脑活动的事实[42, 64, 65, 92]。此外，为了正确捕捉连接权重的真实变化，ADTF通常需要足够的样本（一段较长的时间序列）以达到稳定，如图2-7所示。这主要是因为其依赖于状态的递归求解过程，需要一定样本数据以使模型估计达到稳定[42, 92]。非参数方法不受这些因素影响，展现出不同程度的优越性。具体而言，ndGCMSF表现最佳，其次是ndGCWT，然后是ndGCGT。GT在随时间调整频率表示上的能力不足，导致ndGCGT的连接权重波动剧烈，进而使其性能不如其他非参数方法。有趣的是，在较低信噪比条件下（例如−5 dB），ndGCGT的性能可以与ndGCWT相媲美。这表明，尽管GT对非平稳信号的适应性不佳，但在低信噪比条件下，由于其在描述局部频域活动方面的出色能力，它仍然能够提供有价值的信息，以实现准确的频谱表示[74-76, 81]。这些特点可能有助于解决从低信噪比脑信号（如脑电）中检测大脑活动的挑战，并弥补WT精度的不足。最终，通过充分利用WT（适应非平稳信号）和GT（精确的局部表示）的互补优势，ndGCMSF实现了更强大和全面的时频表示，增强了其捕捉大脑定向交互时变特性的能力，同时避免了传统模型驱动类的方法固有的限制。

ndGCMSF在真实脑电的应用中也证明了它的有效性。研究发现，单侧肢体运动通常与大脑对侧区域活动相关[90, 91]。卒中后偏瘫患者在卒中后经历了大脑的功能重塑[93-95]，导致在运动过程中受损半球的活动减少，而未受损的半球和远离运动区域的区域（远离运动区域）的代偿活动增加[96, 97]。如图2-8（a）所示，在指令开始之前，大脑呈现出对称分布的网络，同时在未受损半球中保持轻微的偏侧性以支持基本的运动功能。在接收指令后（早期"执行"阶段），对于健康肢体运动，对侧运动区域参与任务执行[96, 97]。在受损肢体运动中，同侧运动区域被招募以弥补中风的影响并执行任务[90, 91]。

因此，左、右肢体 IRM 均在未受伤的半球中表现出网络的偏侧性。在晚期"执行"阶段，受损侧大脑远离运动区域的部分区域短暂地表现出活动，为支持运动功能的大脑半球的非隔离性和远程区域的代偿（为了进行晚期运动功能的补偿）提供了补充证据[90, 91]。之后，网络逐渐恢复到类似于"准备"阶段的对称分布模式，代表着 IRM 任务的结束。综上，ndGCMSF 描述了 IRM 过程中有向网络组织的动态变化，与已有的经验知识保持一致。如图 2-8（b）、（c）所示，单一空间非参数方法 ndGCWT 和 ndGCGT 估计的网络演化与 ndGCMSF 相似，但其网络演化表现出模糊和不规则的阶段性变化。特别是，对于 ndGCGT，在 PL 组的左、右 IRM 中观察到的右半球（损伤半球）的网络偏侧性不符合生理实际，而且 PR 组未损伤半球的偏侧性变化也较为不清晰。由于先验假设与生理实际的偏离，ADTF 方法估计的网络也偏离了真实大脑交互，与 ndGCMSF 存在明显不同。如图 2-8（d）所示，它在额叶和颞叶区域表现出持续的连接，阶段性变化不明显，运动区域的参与较少，这与单侧肢体运动过程中运动区域的去同步现象这一基本认识不符。通过利用非参数策略和采用稳健的跨空间谱表示，ndGCMSF 提供了更可靠的大脑定向通信描绘，有助于揭示大脑生理和心理过程涉及的网络交互机制。

大脑半球的出度动态变化进一步提供了这些偏侧化特征的定量度量。如图 2-9（a）所示，基于 ndGCMSF，PL 组和 PR 组网络的半球出度均在未受损半球较高。两半球的差异在指令开始时增加，并随着任务进程的推进而减少。特别是在早期的"执行"阶段，大脑两半球差异最大。这一发现与大脑网络偏侧性（作为运动执行的关键指标）的预期变化相一致。尽管单一空间的 ndGCWT 和 ndGCGT 显示出类似的趋势，但它们也呈现出一些令人困惑的发现。小波变换实现时频平衡的代价是精度的损失，这导致在使用 ndGCWT 时，PL 组在早期"执行"阶段左、右半球的偏侧性的可辨别性较差，特别是 PL 组的左上肢 IRM，如图 2-9（c）所示。相比而言，ndGCGT 在早期"执行"阶段表现出明显的偏侧性，但其对非平稳信号的不适应导致偏侧性异常，即 PR 组的损伤半球在指令开始前和左上肢 IRM 的

"执行"后期出现异常的、不符合预期的偏侧性,如图2-9(e)所示。至于ADTF,如图2-9(g)所示,与非参数方法相比,左、右半球出度的差异趋势不仅完全相反(受损半球出度更高),且阶段性特征更为不清晰。这种差异可能是因为ADTF主要显示以额叶-颞叶连接占主导。先验模型与生理实际的偏离导致其网络估计与真实情况存在明显偏差。此外,相较其他方法,由ndGCMSF计算的半球出度提取的CSP特征在区分PL和PR患者方面表现出最高的分类性能(表2-1)。且由ndGCMSF计算的半球出度得到的相对偏侧性指数与Brunnstrom测试、FIM、ARAT和WOLF评估的运动功能状况之间的相关性更高如图2-9(b)、(d)、(f)、(h)所示。这进一步证明了ndGCMSF刻画了符合生理实际的时变有向网络变化。此外,与依赖专家意见的传统诊断和评估方法相比,基于脑电网络特征的分类和运动功能评估提供了更客观、定量的度量,从而提高了其可靠性和可及性。这些发现有助于理解偏瘫的神经机制,并为辅助运动康复提供宝贵的工具。综上所述,ndGCMSF可以有效地表征有向网络的生理瞬态,为认知状态的识别和评估提供有前景的特征。

非参数方法打破了传统参数化模型驱动方法涉及的先验信息和模型拟合等需求的限制,通过利用跨空间信息的优势,ndGCMSF实现了更强大的时频表示,并具有比单一空间方法更强的性能。因此,相比于传统方法它们在探索大脑动态定向交互的本质方面具有优势。本文提出的ndGCMSF框架还可能对涉及动态定向通信问题的广泛领域作出贡献。此外,鉴于目前时频分析方法和多模态融合技术正在快速发展,未来在ndGCMSF框架内通过精心设计的融合策略将更多空间的信息纳入进来,有望实现对时变有向网络更精确的估计。

2.6 本章小结

在本章研究中，针对传统网络构建方法受到先验模型的约束，无法很好地适应具有复杂生理特征的脑电环境，进而导致大尺度网络构建偏离大脑真实交互的问题，本书提出了一种新的非参数网络估计框架ndGCMSF。其通过整合由不同时频分析方法定义在不同空间的互补性频谱信息，在获得脑电信号鲁棒时频表征的基础上，以非参数方式推断因果关系。多空间互补谱信息融合使得ndGCMSF提供了更准确的大脑连接刻画，同时其非参数特性将其从模型驱动的约束中解放出来，从而在刻画大脑交互的本质上相较传统方法更具优势。系统仿真和真实实验研究表明，ndGCMSF的优势体现在其出色的恢复预定义仿真网络模式的性能，能更清晰地描述偏瘫患者在IRM任务期间有向网络的时变过程，以及在区分PL组和PR组和评估个体的运动功能状态方面的更好表现上。ndGCMSF扩展了综合利用从不同角度估计的时频表示，以更准确地推断因果关系的潜力，是探测大脑大尺度动态定向功能组织的强大工具。

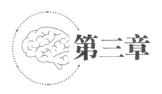

第三章

基于BNMF的脑电皮层大尺度FNC构建

第三章主要在头表层面，探索了具有更少约束性、更耐噪声的非参数、鲁棒的基于脑电的大尺度网络构建方法。但头表层面的探索一方面受空间分辨率、容积效应等因素的影响，网络存在一定程度的模糊性和不可靠性；另一方面，这种简单的基于电极节点的低层级网络研究不利于探索脑电大尺度网络更高层级的宏观交互机制。因此，需要进一步将视野拓宽到基于脑电的皮层大尺度FNC研究上，从更加宏观的层面揭示大脑层级交互机制。本章结合脑电源成像技术重构脑电皮层时空活动，聚焦功能子网络的可靠提取，提出了基于BNMF的脑电皮层大尺度功能子网络检测，并基于检测到的子网络，探索子网络间的交互作用——FNC。

3.1 引言

人类大脑认知过程涉及两个基本原则：功能的分离和整合[3]。多个专门的脑区会相互连接形成与特定功能相关的子网络（功能分离），如与个体清醒放松状态相关的 DMN 等。这些分离的子网络进一步交互以完成复杂认知任务（功能整合）。通过分析这些子网络之间的信息整合——FNC，可以在一个更宏观的层次上研究大脑中的信息处理和传播，从而了解人脑如何适应性地产生不同的认知活动和完成复杂的认知任务[98-100]。FNC 已经在当前认知和临床研究中引起广泛关注。由于其高空间分辨率需求，早期大多数研究主要基于 fMRI 进行。例如，相关研究发现，背侧注意网络（dorsal attention network，DAN）、SMN 和外纹侧视觉网络（extrastriate visual network，extraVN）的 FNC 调制在大脑静息态到运动想象任务态的重构过程中起着至关重要的作用[22]；在临床上，Junyeon Won 等人发现精神分裂症患者功能连接减少主要存在于子网络之间的连接上，而不是网络内部上[101]。

相较 fMRI，脑电蕴含的丰富节律、动态信息有望进一步促使 FNC 的研究在时间分辨率上取得突破。同时，其易操作、低成本等特性可能有助于 FNC 的研究在更广泛领域的应用。得益于脑电源成像技术的发展，近年来一些研究人员试图从脑电中提取大尺度功能子网络的时间、空间信息。2016 年，Sockeel 等人首先将 ICA 与个体多频数据的皮层源定位相结合，成功地提取了多个 RSN 网络的空间分布[57]。随后，利用更精确的头部模型和高密度脑电，研究人员进一步改进了该方法，以便更可靠地检测 RSN[58, 59]。作者前期的研究也基于这个思路，发现 P300 幅值与子网络间的大尺度交互属性显著相关[60]。

尽管如此，基于脑电的皮层大尺度脑网络构建研究，相较 fMRI 领域，仍然非常稀少，这主要与其构建方法的不成熟密切相关。事实上，基于 ICA 的功能子网检测，一方面其独立性假设与功能子网络间存在的区域重叠现象（一个脑区可能同时属于多个子网络[100, 102]）这一生理实际不符，从而易导致网络识别不可靠；另一方面其未约束分解得到的矩阵的正负性，而其分解得到的成分不可避免地会涵盖负性值（即子网络存在负激活），但皮层源激活本身不具有负性定义，这为对子网络的解读带来困难。此外，脑电本身的低信噪比，以及逆问题求解过程不可避免的噪声干扰等因素进一步对方法的耐噪性提出了更高的要求。因此，有必要寻求一种新的数据驱动方法来鲁棒地识别具有重叠区域的、激活非负的子网络时空信息。

引入贝叶斯先验、基于非负性这一更符合大脑源活动特性实现矩阵分解的BNMF方法为研究提供了潜在的突破口。非负矩阵分解（nonnegative matrix factorization，NMF）本质上是一种无监督的盲源分离方法[103]。由于NMF在获得非负重叠群落方面的优势，近年来，一些研究人员开始关注NMF在检测fMRI功能子网络上的表现[103-106]，并强调了NMF在检测具有重叠性的网络和直接解释结果方面的优越性[107, 108]。然而，传统NMF方法在噪声抑制方面还存在不足，可能不适用于脑电皮层源分解这一高度复杂的场景。BNMF最早由Schmidt等人提出[109]，他们在传统贝叶斯框架下引入了噪声的先验知识。因此，相较传统方法，其在噪声抑制和鲁棒性上具有明显优势。

基于这些潜在的优势，本书提出将BNMF与脑电源成像技术相结合，为脑电皮层大尺度FNC构建提供一种新的识别功能子网络的方法。基于所提出的方法，本书利用两个独立的脑电数据集——与注意机制密切相关的P300任务和UG决策任务脑电数据集，验证了其相较传统方法的优越性，并进一步探索了决策过程中的复杂FNC网络交互机制。

3.2 基于BNMF的脑电皮层大尺度FNC构建

结合脑电源成像技术，基于数据驱动方法，进行脑电皮层大尺度FNC构建和分析的基本流程如图3-1所示。主要包括脑电源成像、皮层时空活动的组水平串联、基于BNMF的子网络提取，以及基于传统一维度量进行的FNC构建和分析等流程。具体算法实现及相关细节将在后面的小节中介绍。

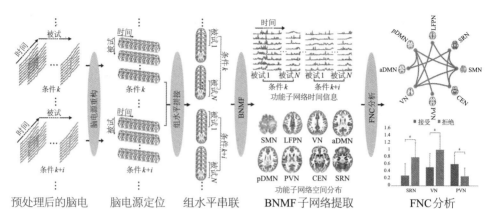

图3-1　基于BNMF的大尺度网络构建流程

脑电皮层源成像

为了进行脑电皮层大尺度FNC构建，首先需要将预处理后的干净的头表脑电信号映射到皮层空间，获得其源活动的动态变化模式。在本书中，头模型和源定位方法的相关信息如下。

（1）头模型（正问题）

本书基于LORETA软件（v20170220）中的定义的三层球壳真实头模型，使用标准化边界元法（standardized boundary element method，sBEM）计算皮层源空间与头表记录的传递矩阵[110]。该过程也称"正问题过程"。该头模型的皮层源解空间由在蒙特利尔神经学研究所（Montreal Neurological Institute，MNI）空间[111]定义的6 239个体素组成，空间分辨率为5 mm。

（2）皮层源活动估计（逆问题）

随后，本文使用具有零定位偏差的逆问题求解方法——标准低分辨率电磁成像（standard low resolution brain electromagnetic tomography，sLORETA）[54]来重建头表脑电记录的皮层源活动。在sLORETA中，在时间点 t，头表脑电和皮层源活动可以被建模为以下数学模型：

$$\boldsymbol{\Phi}_t = \boldsymbol{Y}J_t + E \tag{3-1}$$

式中，$\boldsymbol{\Phi}_t \in \mathbb{R}^{N_E \times 1}$，是一个向量，代表在 N_E 个电极处测得的头皮电位；$E \in \mathbb{R}^{N_E \times 1}$，是头皮脑电记录中的噪声；$J_t \in \mathbb{R}^{3N_V \times 1}$，是待估计的信号源，$N_V$ 是信号源解空间的体素个数；$\boldsymbol{Y} \in \mathbb{R}^{N_E \times 3N_V}$，表示由前述正问题求解得到的传递矩阵。这里 $\mathbb{R}$ 表示实数。

由于其逆问题的求解过程是严重病态的，所以引入正则化约束，其可以通过如下优化过程求解：

$$\arg\min_{J_t}\left\|\boldsymbol{\Phi}_t - \boldsymbol{Y}J_t\right\|^2 + \alpha\left\|J_t\right\|^2 \tag{3-2}$$

式中，$\alpha \geqslant 0$，是正则化参数，由Tikhonov正则化方法求解[112]。该方程的解为

$$\hat{J}_t = \boldsymbol{Y}'\left[\boldsymbol{Y}\boldsymbol{Y}' + \alpha\boldsymbol{H}\right]^+ \boldsymbol{\Phi}_t \tag{3-3}$$

式中，$\boldsymbol{H} = \boldsymbol{I} - ll^T/l^Tl$，是中心矩阵，$\boldsymbol{I} \in \mathbb{R}^{N_E \times N_E}$ 表示单位矩阵；$l \in \mathbb{R}^{N_E \times N_E}$，表示全为1的向量；$[\ ]^+$ 为求矩阵的Moore-Penrose伪逆。根据贝叶斯理论，$\hat{J}_t$ 可以通过估计由实际信号源和噪声引起的方差来进一步标准化。其方差可以计算为

$$S_{\boldsymbol{\Phi}_t} = \boldsymbol{Y}S_{\hat{J}_t}\boldsymbol{Y}' + S_{\boldsymbol{\Phi}_t}^{noise} = \boldsymbol{Y}\boldsymbol{Y}' + \alpha\boldsymbol{H} \tag{3-4}$$

进而电流密度 $\hat{J}_t$ 的方差为

$$S_{\hat{J}_t} = \boldsymbol{Y}'\left[\boldsymbol{Y}\boldsymbol{Y}' + \alpha\boldsymbol{H}\right]^+ \boldsymbol{Y} \tag{3-5}$$

从而，基于sLORETA，在每个体素上的电流密度值被定义为

$$Po_{v,t} = (\hat{J}_{v,t})'\left\{\left[S_{\hat{J}_t}\right]_{vv}\right\}^{-1}\hat{J}_{v,t} \tag{3-6}$$

式中，$\hat{J}_{v,t} \in \mathbb{R}^{3 \times 1}$，是式（3-3）给出的第 v 个体素的电流密度估计值；$[\ ]_{vv} \in \mathbb{R}^{3 \times 3}$，是式（3-5）中矩阵 $S_{\hat{J}_t}$ 的第 v 个体素对角线上的3×3的矩阵模块。

基于上述求解过程，可以看到源空间的电流密度始终保持非负值。最后在每个时刻点上，对头表脑电序列 $\boldsymbol{\Phi} \in \mathbb{R}^{N_E \times T}$ 进行求解，即可求得对应的皮层活动的动态过程 $Po \in \mathbb{R}^{N_V \times T}$。源定位过程可以表述为算法3-1。

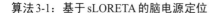

算法3-1：基于 sLORETA 的脑电源定位
输入：头表 EEG $\Phi \in \mathbb{R}^{N_E \times T}$，传递矩阵 $\Upsilon \in \mathbb{R}^{N_E \times 3N_V}$
输出：皮层源活动 $Po \in \mathbb{R}^{N_V \times T}$
初始化：$v=1, t=1$
01. $\alpha \leftarrow \text{Tikhonov}(\Phi, \Upsilon)$
02. For $t=1 \rightarrow T$ do
03. $\quad \hat{J}_t \leftarrow \Upsilon'[\Upsilon\Upsilon' + \alpha H]^+ \Phi_t$
04. $\quad S_{\hat{J}_t} \leftarrow \Upsilon'[\Upsilon\Upsilon' + \alpha H]^+ \Upsilon$
05. $\quad$ For $v=1 \rightarrow N_V$ do
06. $\quad\quad Po_{v,t} \leftarrow (\hat{J}_{v,t})'\left\{\left[S_{\hat{J}_t}\right]_{vv}\right\}^{-1}\hat{J}_{v,t}$
07. $\quad$ End for
08. End for
09. 程序结束

附注3-A：Tikhonov( )表示计算正则化参数。

3.2.2 基于 BNMF 的功能子网络识别

（1）源活动组水平拼接

基于 3.2.1 节获得每个被试的大脑皮层活动后，进一步将每个被试在不同条件下的皮层活动 $Po \in \mathbb{R}^{N_V \times T}$ 沿时间维度进行串联得到一个组水平的大型矩阵。假设存在 N 个被试和 K 种实验对比条件，则串联后的矩阵为 $X \in \mathbb{R}^{N_V \times (T \cdot K \cdot N)}$。在完成组水平皮层源活动拼接后，可使用 BNMF 分解，即可得到每个子网络的空间分布矩阵和代表对应子网络动态变化过程的时间序列。

（2）BNMF

基于 BNMF[109]，上述拼接后的组水平源活动 X 的非负矩阵分解可以表示为

$$X = AB + E \tag{3-7}$$

式中，$A \in \mathbb{R}_+^{N_V \times N_{co}}$，$B \in \mathbb{R}_+^{N_{co} \times (T \cdot K \cdot N)}$，它们为分解得到两个矩阵，分别涵盖了子网络的空间分布信息和时间变换信息；N_{co} 代表分解的成分个数，$\mathbb{R}_+$ 指代对应的矩阵元素为非负实数。E 为残差分布矩阵。BNMF 假设 E 服从零均值，方差为 σ^2 的独立正态分布，其似然函数可以表示为

$$p(X \mid \theta) = \prod_{ij} N\left(X_{ij}; (AB)_{ij}, \sigma^2\right) \tag{3-8}$$

式中，$\theta = \{A, B, \sigma^2\}$，包括了模型涉及的所有参数；$N(x; \mu, \sigma^2)$ 为正态密度，可以表示为

$$N\left(x; \mu, \sigma^2\right) = \left(2\pi\sigma^2\right)^{-1/2} \exp\left(-(x-\mu)^2 / (2\sigma^2)\right) \tag{3-9}$$

A 和 B 被假设为服从尺度参数，分别为 α_{in} 和 β_{nj} 的独立指数分布，如下所示：

$$p(A) = \prod_{ij} \varepsilon(A_{in}; a_{in}), p(B) = \prod_{ij} \varepsilon(B_{nj}; \beta_{nj}) \tag{3-10}$$

式中，$\varepsilon(x; \lambda)$ 是指数密度，表示为

$$\varepsilon(x; \lambda) = \lambda \exp(-\lambda x) u(x) \tag{3-11}$$

式中，$\mu(x)$ 为单位阶跃函数。

随后，进一步假设噪声方差的先验值是形状参数为 τ、尺度参数为 θ 的反伽马密度函数，表示为

$$p(\sigma^2) = G^{-1}(\sigma^2; \tau, \theta) = \frac{\theta^k}{\Gamma(\tau)} (\sigma^2)^{-\tau-1} \exp(-\theta / \sigma^2) \tag{3-12}$$

上述边际似然估计的直接显示求解难以实现，但可采用吉布斯采样方法基于马尔科夫链蒙特卡罗方法（Markov chain Monte Carlo，MCMC）近似计算[113]如下：

$$p\left(A_{in} \mid X, A_{\setminus(in)}, B, \sigma^2\right) = \Re\left(A_{in}; \mu_{A_{in}}, \sigma^2_{A_{in}}, \alpha_{in}\right)$$

$$\mu_{A_{(in)}} = \frac{\sum_j \left(X_{ij} - \sum_{\dot{n} \neq n} A_{i\dot{n}} B_{\dot{n}j}\right) B_{n,j}}{\sum_j B_{nj}^2}, \quad \sigma^2_{A_{in}} = \frac{\sigma^2}{\sum_j B_{nj}^2} \tag{3-13}$$

$$\Re\left(x; \mu, \sigma^2, \lambda\right) \propto N\left(x; \mu, \sigma^2\right) \varepsilon(x; \lambda)$$

式中，$A_{\backslash(in)}$ 表示 A 中除了 A_{in} 以外的所有元素。由于对称性，B_{nj} 具有与式（3-13）类似的表达式，只需要替换对应的变量即可。此外，σ^2 的条件密度可以基于反伽马密度函数计算如下：

$$p\left(\sigma^2|X,A,B\right)=\mathrm{G}^{-1}\left(\sigma^2,\tau_{\sigma^2},\theta_{\sigma^2}\right)$$
$$\tau_{\sigma^2}=\frac{IJ}{2}+1+\tau,\theta_{\sigma^2}=\frac{1}{2}\sum_{ij}\left(X-AB\right)_{ij}^2+\theta \tag{3-14}$$

通过从这些条件密度中依次采样，则可以求得分解矩阵的后验近似值，得到分解后的涵盖了子网络时空信息的矩阵 A 和 B。基于 BNMF 的子网络提取过程如算法 3-2 所示。

算法 3-2：基于 BNMF 的子网络时空信息提取

输入：头表 EEG $\Phi\in\mathbb{R}^{N_E\times T}$，BNMF 成分数目 N_{co}，吉布斯采样次数 N_{gs}

输出：子网络时、空信息矩阵 $A\in\mathbb{R}_+^{N_V\times N_{co}}$ 和 $B\in\mathbb{R}_+^{N_c\times(T\cdot K\cdot N)}$

01. 初始化：α，β，τ，θ

02. 源重构：$Po\leftarrow sLORETA(\Phi)$
03. 组水平拼接：$X\leftarrow splicing(Po)$

04. For $n=1\rightarrow N_{gs}$ do

05. $\quad p\left(A_{in}|X,A_{\backslash(in)},B,\sigma^2\right)_n\leftarrow\mathfrak{R}\left(A_{in};\mu_{A_{in}},\sigma^2_{A_{in}},\alpha_{in}\right)$

06. $\quad p\left(B_{in}|X,B_{\backslash(in)},A,\sigma^2\right)_n\leftarrow\mathfrak{R}\left(B_{in};\mu_{B_{in}},\sigma^2_{B_{in}},\beta_{in}\right)$

07. $\quad p\left(\sigma^2|X,A,B\right)_n\leftarrow\mathrm{G}^{-1}\left(\sigma^2,\tau_{\sigma^2},\theta_{\sigma^2}\right)$

08. End for

09. $A\leftarrow mean(p\left(A_{in}|X,A_{\backslash(in)},B,\sigma^2\right)_n)$

10. $B\leftarrow mean(p\left(B_{in}|X,B_{\backslash(in)},A,\sigma^2\right)_n)$

11. 程序结束

附注 3-B：$sLORETA()$ 代表利用算法 3-1 计算源活动，提取子网络对应的时间序列；$splicing()$ 代表组水平拼接皮层活动；$mean()$ 代表平均所有吉布斯采样的结果。

基于所求得的空间分布矩阵，进一步通过神经科学专家基于经验知识进行目视挑选，排除伪迹成分，确定与任务相关的、具有生理意义的功能子网络成分。随后，基于不同条件下各个被试的子网络时间序列（这里每一个子网络具有唯一的单通道时间序列，蕴含了子网络的时间信息），即可进一步基于传统的功能、有效、静态、动态连接估计方式，度量功能子网络间的交互关系，进行对应的 FNC 构建和分析，探索大脑的大尺度复杂交互活动。

3.3 实验

本书基于两个独立的脑电数据集（P300 和 UG）验证了 BNMF 在识别功能子网络上的表现。考虑到作者前期研究已经对 P300 的大尺度 FNC 机制进行了探索[60]。因此，在 FNC 构建和分析上，本书主要基于 UG 数据集，进一步探索决策过程中涉及的 FNC 网络机制并展开讨论。P300 数据集主要用来辅证基于 BNMF 方法提取子网络的稳健性。

3.3.1 实验一：UG

（1）被试

本实验招募了 15 名健康被试参与实验（右利手，年龄为 24.13 ± 2.03 岁，10 名男性，5 名女性）。实验前，征得了参与者的书面知情同意。所有参与者均无个人或家族神经或精神疾病史，且从未使用过任何精神疾病药物；视力均正常或矫正为正常。实验伦理申请由电子科技大学伦理委员会批准。

（2）实验流程

实验采用了标准的 UG 实验范式。实验过程中，被试作为响应者，被告知要与另一个实验室的另一名提议者（实际实验中由电脑充当，所有提议都预先通过编程设定好）平分一笔钱。如果被试接受提议者提出的分配方案，那么两名参与者都会获得根据提议的分配方案分配给各自的金额；如果不接受，则双方都什么也得不到。任务总共涵盖90个试次，分别隶属于3个类别的分配方案，分配比例包括极度不公平（1∶9）、中度不公平（3∶7）和公平（5∶5）。每种分配方案都涵盖30个试次。每个试次的实验流程如图3-2所示。任务开始后，响应者面前的电脑屏幕将先后呈现一个持续800 ms的"十"字图案、持续500 ms的分配总金额（¥10）、持续1 000 ms的黑屏、持续1 500 ms分配方案的显示［参与者需要在这期间通过按下标准键盘上的相应按钮来决定接受（"1"）或拒绝（"3"）该提议］，以及最后显示参与者在该实验中获得的奖金和累计奖金的反馈屏幕（持续1 200 ms）。每个试次的实验将显示一个唯一的分配方案。每完成30个试次，被试会有30 s的休息时间。

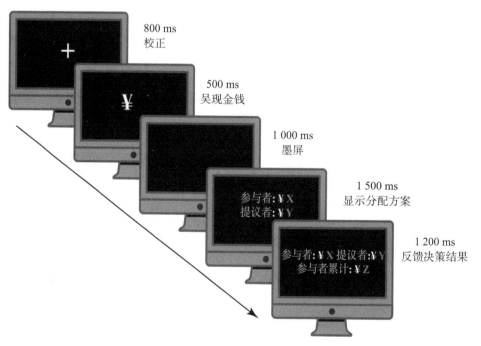

图3-2　最后通牒实验流程示意图

注：在每次UG实验中，参与者将决定接受或拒绝提议者的提议。

（3）脑电信号采集

脑电数据由 64 通道 Ag/AgCl 电极（放大器为 ASA-Lab produced by ANT Neuro）记录，这些电极按照标准的 10-20 国际电极放置系统放置在头皮上。采集的数据并以 500 Hz 的采样率在线数字化。在线滤波器频带范围为 0.01—100 Hz。电极 CPz 和 AFz 分别作为参考电极和接地电极。EOG 活动由位于左眼上侧的一个额外通道来记录。在整个实验过程中，每个电极的阻抗始终保持在 5 kΩ 以下以保证数据质量。

（4）脑电信号预处理

脑电信号预处理流程如下：REST 重参考[86]，0.5—30 Hz 带通滤波、[−200 ms，800 ms]（0 ms 表示报价的起始点）数据分割、[−200 ms，0 ms] 基线校正和伪影试次去除（以 ±90 μV 为阈值）。之后，对每个受试者处理后的无伪影的接受和拒绝的实验数据进行平均，得到对应的 ERP 信号。

（5）功能子网络提取

随后，基于预处理后的干净脑电信号，依据 3.2 节的识别流程，实现对子网络的提取。在本书中，BNMF 的 α 和 β 初始化为 $\alpha_{in} = \beta_{nj} = 0$，噪声方差初始化为 $k = \theta = 0$。吉布斯采样点数目设置为 20 000，并舍弃了前 10 000 个采样点以保证结果的稳定性。之后，将每个功能子网络的空间信息转换为 Z 分数，并将弱于分量平均值与标准偏差之和（$\mu + \sigma$）的值置零，以清楚地显示子网络的空间分布并统计相关分布信息。

为了进行直观比较，本书基于 Gift 软件（GroupICATv4.0a；http://icatb.sourceforge.net/），利用熵边界最小化（entropy bound minimization，EBM）ICA 算法获取功能子网络[114]。并通过 ICASSO 工具箱[115]确定最稳健可靠的独立成分分解结果。

最后，对所有成分进行目视检查，确定与任务相关的网络，以便进一步分析[19, 22, 116, 117]。在本书的研究中，每个选中的成分都被确定为一个特定的功能子网络，其中包含多个同步激活的皮层区域[118]。

（6）FNC网络分析

为了进行FNC探索研究，本书进一步基于分解矩阵提取了每个受试者的两种决策行为（即接受和拒绝）下每个子网络对应的时间序列，计算了两两序列之间的皮尔逊相关系数，从而得出了每个受试者的FNC矩阵。这里，对矩阵进行Fisher-Z变换以更好地观察矩阵的交互特征。随后，为了获得各个决策行为下稳健的FNC连接模式，对每个参与者的每个反应进行1 000次相位随机化，以创建经验分布（即零假设）[119]，并据此进行统计检验，以保留那些在统计上比相位随机化时间序列具有更强联系的边缘（$p <$ 0.05，Bonferroni校正）[119]。

加权度评估了特定节点（网络）的信息传播特征[89]。本书将每个参与者的每个节点的加权度计算如下：

$$D_m = \sum_{n \in \Omega, n \neq m} |w_{mn}| \times e_{mn} \tag{3-15}$$

式中，Ω是所有节点（网络）的集合；w_{mn}是节点m和n之间的相关系数权重值；e_{mn}指代稳定网络模式中节点m和n之间的连接是否存在，如果存在相应的连接则$e_{mn} = 1$，否则$e_{mn} = 0$。

这些节点的传播特征（加权度）可能是区分每个受试者两种反应（即接受和拒绝）的潜在参数。因此，本书进一步采用配对t检验法定量研究了每个子网络的加权度在接受和拒绝之间的差异。随后，基于这种加权度特征差异，本书进一步基于传播特征存在显著差异的子网络来区分每个受试者的两种决策行为。具体来说，将以每个受试者在接受和拒绝条件下的这些网络的加权度为特征，采用线性判别分析（linear discriminant analysis，LDA）分类器来区分接受和拒绝反应。在分类过程中，采用LOOCV策略来注意识别个体标签以实现分类性能的评估。此外，使用1 000次置换检验来排除分类性能偶然出现的可能性，检验分类效果的显著性[120]。

3.3.2 实验二：P300

本书也进一步在一个独立的 P300 数据集上基于 BNMF 提取子网络，以辅证 BNMF 的可靠性。

（1）被试

P300 实验共招募了 27 名研究生（男性，右利手，年龄 25.36 ± 1.59 岁）。实验前，在充分说明实验流程后，所有被试都签署了书面知情同意书。所有被试均无神经或精神疾病个人或家族史，也从未使用过任何精神药物。伦理审批由电子科技大学伦理委员会批准。

（2）实验流程

本实验采用了标准的奇球（oddball）范式，如图 3-3 所示，包括 4 分钟的任务前闭眼静息态、3 轮 P300 任务和 4 分钟的任务后闭眼静息态。在实验中，为每个被试呈现共 120 个标准刺激（中心有细"十"字图案的上三角）和 30 个靶刺激（中心有细"十"字图案的下三角）。在每个 P300 试次中，均包括 250 ms 注意提醒、500 ms 提示呈现、500 ms 刺激呈现和 1 000 ms 黑屏休息等过程。在实验过程中，屏幕会随机显示一个标准刺激或靶刺激（标准刺激或靶刺激在一个试次中只出现一次）。一旦靶刺激出现，被试需要在大脑中尽可能快速准确地对其进行计数。

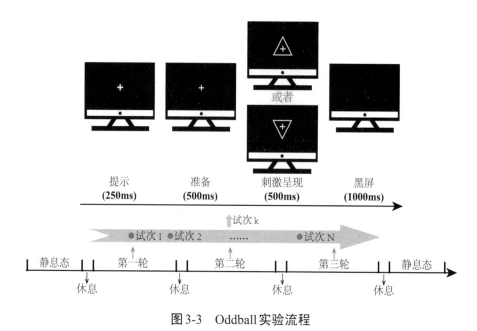

图 3-3   Oddball 实验流程

（3）脑电信号采集

EEG 信号由 BrainVision 2.0.1（Germany）设备采集。采用 64 个按照 10-20 系统定位的 Ag/AgCl 电极。其中，垂直眼电（vertical electrooculogram，VEOG）和水平眼电（horizontal electrooculogram，HEOG）电极专门用于检测被试的眼球运动。FCz 和 AFz 分别作为参考电极和接地电极。在 EEG 采集过程中，各电极阻抗保持在 5 kΩ 以下，在线滤波频段设置为 0.01—100 Hz。所有 EEG 信号以 500 Hz 采样率进行数字化处理。

（4）脑电信号预处理

首先，排除信号质量差的 AF7 和 AF8 和 EOG 通道。其次，其余 EEG 信号经过以下步骤进行预处理：平均参考、0.5—30 Hz 带通滤波、[−200 ms，800 ms]（0 ms 表示 P300 任务中刺激出现）数据分割、[−200 ms，0 ms] 基线校正和伪迹去除（阈值：±75 μV）。最后，对每个被试靶刺激对应的干净的脑电试次信号进行平均，以提取其 ERP 信号。

（5）功能子网络提取

基于预处理后的干净脑电信号，依据 3.2 节的识别流程，实现对子网络的提取。BNMF 算法的相关参数设置与 UG 数据集保持一致。子网络挑选标准也与其一致。

3.4 结果

3.4.1 大尺度功能子网络识别结果

基于 BNMF，本书发现了与 UG 决策任务相关的 8 个功能子网络，分别是自我参照网络（self-referential network，SRN）、左侧额顶网络（left frontal-parietal network，LFPN）、视觉网络（visual network 1，VN1）、SMN、中央控制网络（central executive network，CEN）、初级视觉网络（primary visual network，PVN）、后默认模式网络（posterior default mode network，pDMN）和前默认模式网络（anterior default mode network，aDMN）。这里 VN1 和 PVN 都属于视觉网络，对应不同类型的视觉功能处理。表 3-1 提供了每个网络空间分布的详细信息，包括激活区域、聚类体素数量、激活峰值和 MNI 坐标。图 3-4（a）显示了 8 个网络的空间分布，与 BNMF 识别的网络相比，ICA 方法仅识别了 7 个网络（即 SMN、VN1、pDMN、CEN、SRN、PVN 和 aDMN）。如图 3-4（b）所示，这些网络不仅显示了不理想的分布，而且在一些子网络中还显示了负激活。例如，ICA 识别的 SRN、CEN、PVN 的主要激活部分都为负性激活。VN1、CEN、PVN 都出现了与主要激活模式正负性相反的干扰性激活，而 CEN、SRN 等网络的主要激活区域相较 BNMF 都存在一定程度的缺失。

此外，BNMF 方法在 P300 数据集的子网络识别上也呈现出类似的优越性。如图3-5，相较ICA，BNMF识别出更多数目的功能子网络（多识别到LFPN、SMN、pDMN等子网络），具有更清晰、符合经验知识的空间分布，且不存在负性激活。而ICA不仅在子网络的识别数量上更少，而且识别到子网络空间分布上存在负激活和明显的干扰性激活。例如，ICA识别的LPN、SRN、PVN等子网络的核心区域都是负激活。除CEN外，其余子网络都在主要激活区域以外出现与主要激活区域激活趋势相反的干扰性激活（如LPN、SRN、PVN等网络的正性激活区域，VN1和RPN的负性激活区域）。

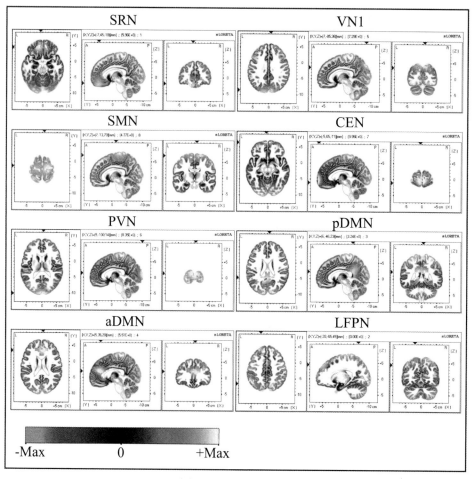

（a）BNMF识别的网络

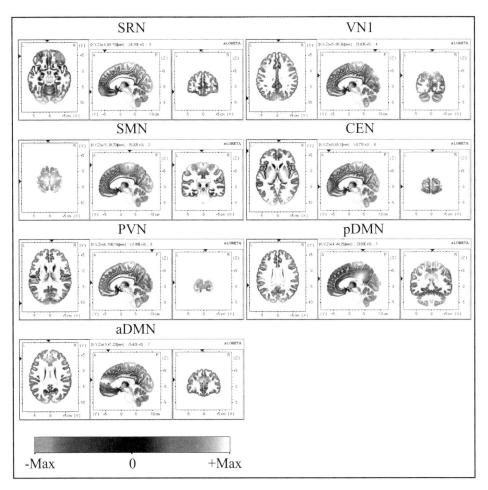

（b）ICA识别的网络

图3-4　决策任务识别到的功能子网络的空间分布更大

注：不同的颜色代表了功能网络激活值的大小，越接近亮蓝色，代表激活值负向更大；越接近亮黄色，代表激活值正向更大。激活值较小［|value|<($\mu+\sigma$)］的体素已被置零，以更好地呈现网络的空间信息。

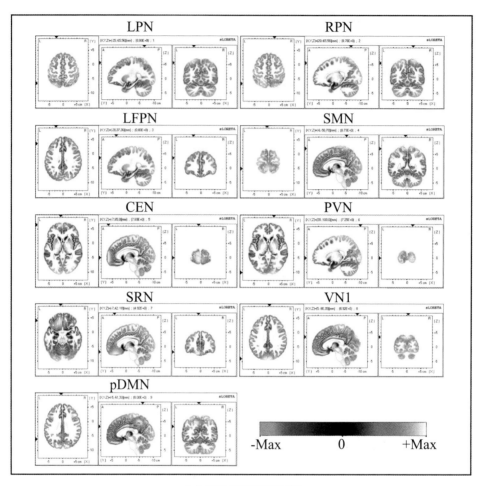

（a）BNMF 识别的网络

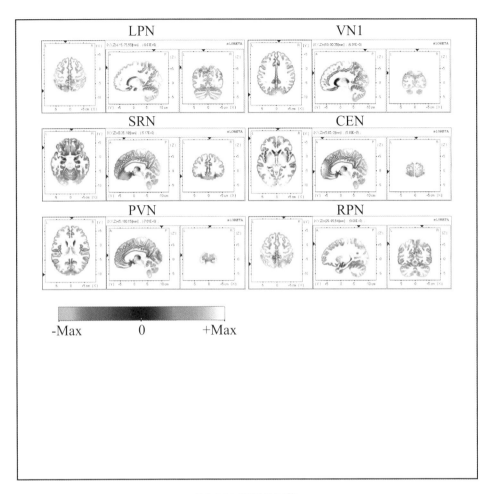

（b）ICA识别的网络

图3-5　P300任务识别到的功能子网络的空间分布

注：不同的颜色代表了功能网络激活值的大小。越接近亮蓝色，代表激活值负向更大；越接近亮黄色，代表激活值正向更大。激活值较小［|value|<($\mu+\sigma$)］的体素已被置零，以更好地呈现网络的空间信息。

表3-1 基于BNMF和ICA两种方法识别的与UG决策任务相关的功能子网络空间分布详情信息对比

	激活区域	BNMF L/R	BNMF BA	x	y	z	Value	Voxels	ICA L/R	ICA BA	x	y	z	Value	Voxels
	Superior Frontal Gyrus	L/R	10,11	-20	45	-20	6.66	96	L/R	10,11	30	45	-15	-5.63	111
	Orbital Gyrus	L/R	11,47	-15	45	-25	6.64	31							
	Middle Frontal Gyrus	L/R	10,11	-15	45	-20	6.60	68	L/R	10,11	40	50	-15	-5.72	86
SRN	Rectal Gyrus	L/R	11	-10	45	-25	6.31	43							
	Inferior Frontal Gyrus	L/R	11,47	-15	40	-20	6.23	84	R	10,11,47	20	40	-20	-4.56	73
	Medial Frontal Gyrus	L/R	10,11	-5	45	-15	5.74	111	L/R	10,11	-5	65	-15	-5.64	112
	Anterior Cingulate	L/R	24,25,32	-5	40	-10	5.07	73	L/R	10,24,32	5	55	0	-3.93	54
	Inferior Parietal Lobule	L	39,40	-50	-60	45	5.48	80							
	Middle Frontal Gyrus	L/R	9,10	-25	45	40	5.20	146							
	Superior Frontal Gyrus	L	8,9	-25	40	45	5.16	99							
	Superior Parietal Lobule	L	5,7	-40	-65	50	4.45	45							
	Precuneus	L/R	7,19	-40	-75	40	4.11	49							
	Superior Temporal Gyrus	L	22,38	55	15	-5	3.77	48							
LFPN	Inferior Frontal Gyrus	L/R	45,47	55	20	-5	3.72	88							
	Postcentral Gyrus	L	2,3	-55	-35	55	3.35	68							
	Middle Temporal Gyrus	L	21,39	60	5	-10	2.57	34							
VN1	Cuneus	L/R	18,19	10	-90	35	7.75	116	L/R	18,19	5	-90	35	5.92	95
	Superior Parietal Lobule	L/R	7	5	-70	55	5.77	36	L/R	7	-5	-70	55	4.81	34
	Lingual Gyrus	L/R						×	R	17,18,19	20	-85	0	-4.09	111

续表

激活区域		BNMF							ICA						
		L/R	BA	x	y	z	Value	Voxels	L/R	BA	x	y	z	Value	Voxels
VN1	Fusiform Gyrus								R	18,19,37	20	−95	−20	−4.06	41
	Middle Occipital Gyrus								R	18,19,37	25	−85	−15	−3.99	55
	Cuneus								R	17,18	20	−85	5	−3.98	66
	Precentral Gyrus	L/R	4,6	20	−20	70	5.94	112	L/R	4,6	−10	−20	70	4.59	75
	Superior Frontal Gyrus	L/R	6,8	20	−15	70	5.67	79	L/R	6	10	−20	70	4.55	55
	Medial Frontal Gyrus	L/R	6	10	−30	70	5.37	95	L/R	6,32	−5	−30	70	5.01	96
	Postcentral Gyrus	L/R	3,5	20	−35	70	5.23	114	L/R	3,4,5	−10	−35	70	4.82	83
	Paracentral Lobule	L/R	5,31	42	5	−35	4.63	93	L/R	5,6,31	−5	−35	70	5.01	95
SMN	Middle Frontal Gyrus	L/R	6	25	−15	65	4.42	41							
	Superior Parietal Lobule	L	5,7	20	−45	65	3.15	34							
	Precuneus	L/R	7	5	−50	60	2.65	44	L/R	7	−5	−35	45	2.80	41
	Cingulate Gyrus	L/R	24,31	−5	−10	50	2.09	69	L/R	24,31	−5	−30	45	2.96	141
	Superior Frontal Gyrus	R	10,11	−5	65	−5	10.17	81	R	10,11	10	65	−5	−8.02	47
	Medial Frontal Gyrus	L/R	9,10,11	5	65	−5	10.15	93	L/R	9,10,11	5	65	5	−9.05	104
	Middle Frontal Gyrus	L/R	10,11	35	60	−10	4.49	34	L/R	10,11	−30	55	−10	7.16	66
CEN	Anterior Cingulate								L/R	10,24,32	5	55	0	−6.17	43
	Superior Frontal Gyrus								L	10,11	−25	55	−15	7.07	35
	Inferior Frontal Gyrus								L	10,11,47	−40	55	5	3.63	36

激活区域	BNMF							ICA						
	L/R	BA	x	y	z	Value	Voxels	L/R	BA	x	y	z	Value	Voxels
Cuneus	L/R	18,19	5	-100	10	8.50	191	L/R	17,18,19	-5	-100	15	7.37	149
Middle Occipital Gyrus	L/R	18,19	-5	-100	10	8.36	45	L/R	18,19	-5	-100	10	7.40	71
Lingual Gyrus	L/R	17,18	0	-95	-5	5.33	59	L/R	17,18	-10	-100	-10	4.91	48
Lingual Gyrus								L/R	18,19	15	-60	-5	3.57	75
Cuneus								R	7,18,30	10	-60	5	3.46	32
PVN　Posterior Cingulate								L/R	23,29,30,31	5	-60	5	3.35	79
Fusiform Gyrus								R	19,20,37	25	-60	-15	3.22	40
Parahippocampal Gyrus								R	19,30,36	20	-55	-10	3.35	71
Precuneus	L/R	7,31	-10	-60	40	3.55	222	L/R	7,31	10	-65	20	2.88	87
Precuneus								L/R	7,31	-5	-50	35	3.62	155
Posterior Cingulate	L/R	23,30,31	-5	-50	20	3.37	85	L/R	23,29,30	5	-35	25	4.11	41
Cingulate Gyrus	L/R	31	0	-45	25	3.28	81	L/R	23,24,31	0	-35	30	4.18	186
Parahippocampal Gyrus	L/R	30	10	-40	0	3.22	181	L/R	27,30,36	10	-35	0	2.70	75
Lingual Gyrus	L/R	18,19	-15	-50	0	2.95	58	L	17,18	-15	-85	-20	1.46	33
pDMN　Superior Temporal Gyrus	L/R	39,41	-35	-55	20	2.57	45							
Cuneus	L/R	7,18	-10	-70	30	2.57	38							
Insula	L/R	13,41	30	-35	20	2.51	52	L/R	13,41	30	-35	20	3.02	53
Fusiform Gyrus	L/R	20,37	-25	-50	-15	2.34	90	L/R					×	
Paracentral Lobule								L/R	5,6,31	0	-35	45	3.30	60

续表

激活区域		BNMF							ICA						
		L/R	BA	x	y	z	Value	Voxels	L/R	BA	x	y	z	Value	Voxels
pDMN	Postcentral Gyrus								L/R	3,7,43	-20	-55	70	-1.90	44
	Precentral Gyrus								L/R	6,44	50	15	10	-1.62	49
	Middle Frontal Gyrus								L	6,8,9	-30	15	60	-1.40	34
	Superior Frontal Gyrus								L	6,8,11	-20	25	60	-1.44	34
	Anterior Cingulate	L/R	32,24	5	35	20	5.51	141	L/R	24,25,32	-5	45	15	5.73	141
	Medial Frontal Gyrus	L/R	9,10	10	40	20	5.26	175	L/R	9,10	-5	55	20	5.83	152
	Cingulate Gyrus	L/R	24,32	5	35	30	4.42	51	L/R	24,32	-5	35	30	3.78	60
aDMN	Superior Frontal Gyrus	L/R	9,10	10	50	25	4.12	57	L/R	9,10	-15	65	15	4.80	73
	Inferior Frontal Gyrus	L/R	46,47	35	35	15	3.76	72	L/R						
	Insula	L/R	13,47	30	25	5	3.62	42							
	Parahippocampal Gyrus	L/R	35,36	15	0	-15	2.56	56	L/R						

附注3-C：阴影标记的激活区域表示该区域不应被包括在该子网络中；方框圈出的是激活值为负的值；表格空白值表示对应区域未被对应方法检测到，相应的值为空。Superior Frontal Gyrus——额上回；Orbital Gyrus——眶回；Medial Frontal Gyrus——额中回；Rectal Gyrus——直肠回；Inferior Frontal Gyrus——额下回；Medial Frontal Gyrus——额内回；Anterior Cingulate——前扣带；Inferior Parietal Lobule——顶下小叶；Superior Parietal Lobule——顶上小叶；Precuneus——楔前叶；Superior Temporal Gyrus——颞上回；Postcentral Gyrus——中央后回；Middle Temporal Gyrus——颞中回；Cuneus——楔叶；Lingual Gyrus——舌状回；Fusiform Gyrus——梭状回；Middle Occipital Gyrus——枕中回；Precentral Gyrus——中央前回；Paracentral Lobule——中央旁小叶；Cingulate Gyrus——扣带回；Parahippocampal Gyrus——海马旁回；Insula——脑岛。

3.4.2 决策大尺度FNC网络

本书进一步基于UG决策提取的8个子网络，构建了接受、拒绝不公平方案下的FNC网络。图3-6呈现了与接受和拒绝决策行为相关的FNC网络拓扑结构，以及两种反应之间的结构差异。如图3-6（a）和图3-6（b）所示，两种反应都涉及所有子网络，是一个错综复杂的大尺度网络。其中，pDMN、SMN都涉及较多连接，作为FNC网络一致性结构里面的hub节点发挥中枢性作用。两种不同反应的结构也存在明显差异。如图3-6（c）所示，当参与者接受不公平提议时，在一致性结构的基础上，额外出现了PVN-LFPN和PVN-SMN这两条连接。但如果拒绝不公平提议，可以发现VN1-LFPN、VN1-SMN、LFPN-SRN、SRN-SMN和aDMN-SRN的连接成为其特有的连接。

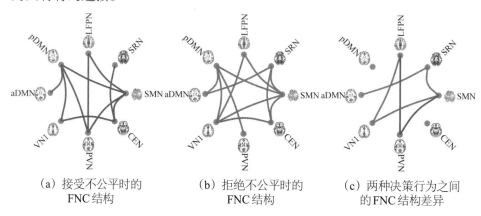

（a）接受不公平时的　　　　（b）拒绝不公平时的　　　　（c）两种决策行为之间
　　　FNC结构　　　　　　　　　FNC结构　　　　　　　　　的FNC结构差异

图3-6　UG决策大尺度网络FNC

注：蓝线和红线分别表示与接受和拒绝行为对应的FNC结构中特有的连接。

随后，本书进一步关注决策过程中不同决策行为下的子网络加权度特征，如图3-7（a）所示，本书发现拒绝条件下的SRN和VN1加权度显著大于接受条件下的（$p < 0.05$，配对t检验，Bonferroni校正）；相比之下，接

受条件下的PVN加权度显著大于拒绝条件下的（$p < 0.05$，配对t检验，Bonferroni校正）。如图3-7（b）所示，进一步的模式识别分析显示，当使用SRN、VN1和PVN的加权度来区分拒绝和接受决策行为时，可以达到83.33%的准确率（$p < 0.01$，置换检验）。

3.5 讨论

受大脑皮层源非负性激活的启发，本书将信号源重建与BNMF结合起来，提出了一种识别脑电非负性功能子网络的方法，其空间分布与当前领域对大尺度功能子网络的共识性认识高度吻合。基于UG和P300脑电数据，本书验证了所提方法的有效性，并进一步探索了决策过程的复杂机制。

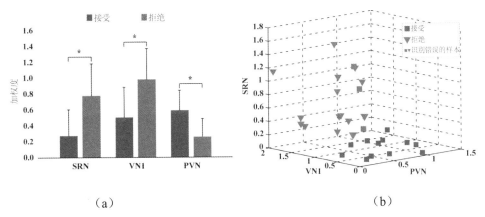

（a）　　　　　　　　　　　　（b）

图3-7　子网络节点加权度在两组间的差异

注：在子图（a）中，蓝条和红条分别表示接受和拒绝，星号表示两个变量之间的显著差异（$p<0.05$，Bonferroni校正）。在子图（b）中，红色填充的倒三角形表示拒绝反应，蓝色填充的正方形表示接受反应，灰色填充的倒三角形和正方形分别表示与接受反应和拒绝反应相对应的错误分类对象。

本书提出的方法成功识别了 8 个与决策相关的功能子网络，包括 SRN、LFPN、VN1、SMN、CEN、PVN、pDMN 和 aDMN，如图 3-4（a）所示。这些子网络空间分布与前人研究一致[19, 22, 116, 117]。BNMF 的主要优势体现在识别网络的非负激活模式和更符合生理实际、更清晰的子网络空间分布上。如图 3-4（b）所示，ICA 方法得到的网络，如 SRN、CEN 和 PVN，都是负激活的；而 BNMF 方法得到的所有网络都是正激活的；事实上，由 3.2.1 节基于脑电源定位求解过程可知，皮层源活动具有非负的电流密度值[54]。本质上，脑电信号中的负分量是在参考过程中产生的，参考过程测量的是相关大脑部位与参考部位之间的电位差[121]。神经元的放电现象本身不具有负性定义。因此，非负激活的子网络更符合一般认知模型和神经生理学事实。事实上，对于 ICA 方法涉及的负性激活，目前尚无对其生理意义的可靠解读。除了子网络的非负激活外，检测到的网络还应当有和前人研究一致的、符合生理实际的空间分布模式。在本书中，只有 BNMF 方法检测到了 LFPN，该网络高度参与决策过程[122]，这证明了其在检测潜在的功能子网络方面的优势。此外，BNMF 方法比基于 ICA 的方法更完整地识别了 SRN 和 CEN。具体来说，ICA 方法得到的 CEN 缺少了一些重要的右额叶区域（右额中回），一些左额叶区域被正激活，而 CEN 的主要区域被负激活；SRN 丢失了一些眶额叶皮层区域，如图 3-4 所示，具体数据见表 3-1 所列[22, 123-127]。SRN 和 CEN 网络存在部分重叠，尤其是在一些额下区域。这与决策过程中前额皮质的功能分离现象有关[19, 22, 123, 128]。BNMF 对 SRN 和 CEN 网络的可靠识别进一步证明了其识别这些重叠的大脑网络方面的优势。此外，尽管 BNMF 和 ICA 都检测到了 VN1、PVN、pDMN 和 aDMN，但 BNMF 所获得的网络空间分布在一定程度上仍更具优势。具体地说，BNMF 检测到的子网络比 ICA 检测到的子网络具有更清晰的空间分布，受噪声的污染也更少，如图 3-4 所示，具体数据见表 3-1 所列。尤其是由 GroupICA 估计的网络 PVN 和 VN1，明显受到噪声的污染，与图 3-4（b）中的 PVN 的正激活和 VN1 的负激活和 UG 数据集一样，相比 ICA 方法，P300 数据集通过

BNMF检测到的9个子网络也具有类似的优越性。这进一步证明了BNMF识别网络的鲁棒性。简而言之，与由ICA识别出的网络相比，这些由BNMF得出的子网络具有更符合生理实际的空间分布（非负、清晰、与生理常识相一致）。

子网络覆盖的前扣带回（anterior cingulate cortex，ACC）[123, 129, 130]、眶额叶皮层（orbitofrontal cortex，OFC）[123, 124]、前额叶内侧皮层（medial prefrontal cortex，mPFC）[125, 126]、腹外侧前额叶皮层（ventrolateral prefrontal cortex，VLPFC）[126, 130]和背外侧前额叶皮层（dorsolateral prefrontal cortex，DLPFC）[126, 129, 130]等区域都已被证明高度参与了决策过程。决策作为一种多因素的高级认知过程，涉及多种认知功能（如感知、注意力和记忆等）。这些子网络负责了任务的不同方面。具体来说，PVN和VN1起着视觉信息输入和整合器的作用。虽然DMN通常会在需要外部定向注意的任务中失活，但其在任务相关处理中的重要作用也越来越多地被强调[131, 132]。具体来说，DMN作为一个整体可能有助于形成对他人是否受到公平对待的认知判断[133]。前DMN区域主要参与自我参照加工，它可以被定义为将内部和外部刺激与自我相关联的心理过程[134-136]。相比之下，后部DMN区域似乎更多地参与了任务，并与自传式记忆的编码和检索、知觉处理和信息整合有关[136-138]。SRN主要负责自我参照过程处理[139, 140]。除了与注意力相关外，LFPN似乎还参与决定和计划行动，以及搜索策略[122, 141]。CEN在主动维持、工作记忆处理、判断和决策等方面具有重要作用[142-144]。相关研究显示，SMN不仅对运动的启动、执行和恢复至关重要[145]，而且对决策的感知和执行至关重要[125, 146]。当参与者在UG任务中决定接受或拒绝不公平提议时，这些网络之间的交互有助于决策的完成。表3-2总结了这些子网络的具体功能。

FNC反映了认知过程中不同子网络之间的整体关系和信息交换。如图3-6所示，两种决策行为都具有涉及所有子网络相似的复杂FNC结构。这表明当参与者接受或拒绝提议时，需要调动大量具有不同功能的子网络彼此整合以完成决策，且这些子网络之间可能存在一致的基本信息交互。其中，pDMN 和 SMN 是决策过程的枢纽网络。相关研究显示，在认知过程中，存在一个以 DMN 为连接枢纽的高效全局工作空间，它促进了远程大脑系统之间的信息整合，并在执行繁重的认知任务时模块化网络之间高度整合，且 pDMN 为新信息的整合中心[147]。因此，本书认为在决策过程中存在这样一个以 pDMN 为中心的工作区，支持决策过程中高效的信息传递及整合。SMN 与 CEN、LFPN、pDMN、SRN、VN1 等多个子网络存在连接。SMN 积极参与了决策过程，从而使个体能够感知不公平方案、决策（即接受或拒绝不公平报价）和执行决策（按下按钮"1"或"3"）。此外，CEN在决策过程中也很活跃，并与 SRN、VN1、SMN 相互作用，这可能与不公平所带来的冲突（即利益和公平）解决有关[143, 144]。

表3-2　各子网络对应的不同功能

子网络	功能
PVN	与接受有关的视觉处理
VN1	与拒绝有关的视觉处理
aDMN	自我参照过程
pDMN	自传式记忆的编码和检索、感知处理和信息整合
SRN	自我参照过程
LFPN	注意、决定和计划行动、战略搜索
CEN	主动维护、工作记忆处理，参与情绪或视觉冲突有关的决策
SMN	动作启动、执行和恢复，涉及不公平的相关决策

此外，两种决策行为在 SRN、PVN 和 VN1 的相关的连接上表现出自己的独有的模式，如图3-6（c）所示。在接受不公平时，主要涉及与 PVN 相关的连接；而在拒绝不公平时，主要涉及 VN1 和 SRN 的边缘。参与者接受和拒绝不公平方案意味着对公平性和短期利益两个方面的考虑有不同的优先级。接受不公平意味着对短期利益的关注，而拒绝不公平则反映了对公平性的偏好。在这项研究中，不同的视觉网络（PVN 与 VN1）与注意力，以及决定、计划和感知执行相关的网络（即 LFPN 和 SMN）相连接。由于VN1 中的视觉表征主要源自 PVN，因此具有更强的适应性，并能反映"我

们用它做什么（what we do with it）"[148, 149]的信息。考虑到VN1子区域（即楔前叶和楔叶）与识别和拒绝不公平相关[129]，可以推测VN1中的视觉表征可能包含有助于拒绝不公平提议的信息。LFPN的子区域腹外侧前额叶皮层和背外侧前额叶皮层分别有助于接受和拒绝反应；SMN子区域的前辅助运动区有助于解决两个不相容的行动计划之间的竞争[125, 129, 130, 146]。PVN、VN1、LFPN和SMN之间的相互作用可能表明，在接受和拒绝不公平提议时，不同类型的视觉信息分别通过PVN和VN1传递给与感知、计划、执行相关的网络，以促进相关决策行为的产生。一方面，拒绝行为中以SRN为中心的FNC（如SRN-aDMN和SRN-SMN）反映了被试显著的自我参照加工。以往的研究表明，在最后通牒游戏中，对不公平提议的拒绝可被解释为对自我导向的不公平待遇的情绪反应，以及避免强加劣势地位的默示策略（一种由公平偏好驱动的强互惠形式）。这种与自尊相关的自我导向行为涉及积极的自我参照处理[150-152]。另一方面，先前的研究表明，在对不公平提议的拒绝反应中，内侧前额叶皮层、眶额叶皮层、前扣带皮层和前辅助运动区的持续激活覆盖了SRN、aDMN和SMN的主要区域[125, 146, 153]。因此，围绕SRN的连接可能促使参与者更多地考虑报价的公平性，促使其做出拒绝响应。

综上所述，如图3-8所示，决策过程涉及一个普遍的高效工作空间，其中pDMN作为枢纽节点，多个功能子网络各司其职。接受和拒绝行为涉及蕴含不同的视觉信息传递和处理的过程，即（PVN-SMN和PVN-LFPN）vs.（VN1-SMN和VN1-LFPN）。此外，拒绝行为需要额外动用相关网络交互（SRN-aDMN、SRN-SMN）以实现对公平性的偏好。SRN、VN1和PVN的加权度在两种决策行为下的差异（图3-7），以及基于其的可靠决策行为区分（准确率83.33%，$p < 0.01$，置换检验）进一步证明了这种层级交互确实是做出不同决策行为的关键表征。

基于BNMF提取脑电皮层功能子网络的方法除了能实现非负激活子网络外，还能提供与任务相关的丰富时间信息，这对于揭示复杂认知过程，尤其是在毫秒级别发生的活动具有重要意义。

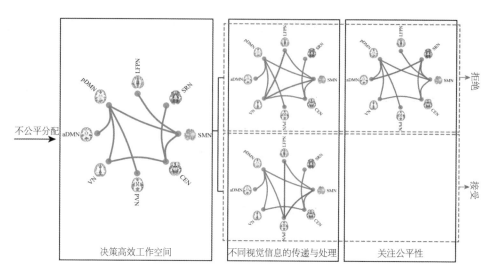

图3-8　针对不公平分配方案的决策过程大尺度层级交互机制

3.6　本章小结

　　针对传统大尺度功能子网络识别面临的负激活、不适应脑电复杂噪声环境等问题，结合源成像技术，本书提出了基于BNMF的功能子网络识别方法，并构建脑电皮层大尺度FNC。将该方法应用于两个独立的脑电数据集，首次成功检测出与决策相关的功能子网络（以及与P300相关的子网络）。与传统的基于ICA方法相比，该方法呈现出更合理、更清晰、更符合生理实际的正激活空间分布。此外，在进一步探索决策过程中的FNC交互时，本书揭示了决策过程中层级交互机制。发现决策过程存在一个以pDMN为中心的高效工作空间，而SRN、PVN和VN1在接受和拒绝不公平方案时表现出显著不同的交互模式，且是识别不同决策行为的重要特性。这体现了不同决策行为下不同的信息传输过程和对公平性偏好的特有处理。本书提出的方法在功能网络检测、大尺度FNC构建等方面具有潜在的应用前景，并为神经影像学研究提供了新的见解。

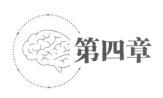

第四章

基于S估计的脑电皮层大尺度FNC构建

第三章主要针对FNC构建中的功能子网络提取问题展开了探索。然而，基于数据驱动的方法在结果的可重复性和可解释性上的争议一定程度影响了其在神经科学领域的应用。当前，诸多功能子网络的空间分布和功能已经在多种先验图谱中被充分研究和定义。然而，由于功能子网络具有不同的空间分布，这一领域的FNC研究面临具有多维时间序列的子网络间关系度量困难的问题。因此，本章进一步关注基于大脑先验图谱进行脑电皮层大尺度FNC研究这一分支，聚焦多元信号子网络间的关系度量问题，探索如何基于先验脑图谱在脑电皮层源空间进一步探索FNC交互的问题。

4.1 引言

除了大尺度功能子网络内部的强耦合外，近年来越来越多的研究强调功能子网络间耦合的重要性——FNC网络[3]。尽管基于ICA、BNMF等数据驱动方法可以提取子网络，并基于一元信号间的连接度量方式探索子网络间的交互，从而构建FNC。但关于其结果可重复性、生理可解释性的争议一直存在[104, 154]，这一定程度制约了这一分支的FNC研究在更广泛领域的研究。在此背景下，许多研究人员倾向于基于先验的脑图谱来开展研究。脑图谱是在大量实验研究的基础上，经过多重验证，通过MRI等神经成像手段构建的，如Power等人提出的功能网络图谱[21]。这些先验图谱对功能子网络有可靠、清晰的解剖和功能定义，被广泛地用于研究大脑的多种复杂交互[155]。基于这些先验图谱来探索子网络间的交互使得FNC构建更具可重复性和令人信服。

遗憾的是，与基于数据驱动的方法相比，基于先验脑图谱的模板驱动脑电FNC的相关研究很少，目前仅有的一项相关研究来自Whitton等人的发现。他们发现重度抑郁障碍伴有默认模式网络和额顶叶控制网络间的同步性升高[155]。事实上，基于已知的脑图谱，每个子网络都具有一组特定的ROI，在这些ROI上的脑电皮层活动则表征子网络的动态变化。由于每个子网络包含不同数量的ROI，其动态过程由一组不同维度的多元信号表征。这种多元信号间关系度量的困难使得目前没有研究（包括fMRI领域研究）直接评估两个子网络之间的功能连通性。大多数广泛使用的连接度量方法，本质上是一元信号间的度量，很难扩展到多元情况下。针对FNC研究，目前的大多数研究（如前面提到的Whitton等人的工作），通常通过一元信号间的连接度量方法，先估计两ROI之间的连通性，再通过将两子网络间涉及的所有ROI间的交互进行平均以间接评估两个子网络之间的功能连通性[100, 155, 156]。然而，这种平均操作事实上模糊掉了子网络内交互作为一个整体对子网络间交互的影响。而功能子网络的一个重要特征是子网络中的脑区彼此交互，作为一个整体实现共同的认知功能。基于先验脑图谱的脑电皮层大尺度FNC研究面临连接度量从一元转换到多元的挑战。

S估计是2005年由Carmeli等人提出的一种多元相关分析方法，其受信息论启发，以度量系统的嵌入空间维度为出发点，基于主成分分析框架，采用相应的相关矩阵得到的归一化特征值的熵信息作为同步性度量指标[157-159]。事实上，脑电具有相当程度的非线性振荡和非稳态活动[160]。此外，在脑电信号记录和皮层源重构过程中不可避免地会产生复杂的噪声。在这种复杂场景下的FNC构建，对多元相关分析方法的鲁棒性和适应性提出了更高的要求。相较Hotelling等人1992年提出的广为使用的典型相关分析（canonical correlation analysis，CCA）[161]利用两组综合变量对（即变量的线性组合）之间的相关性，来反映两组变量之间的整体相关性[162-164]。S估计本质上是一种基于动力系统理论的非线性测度，最初就是针对脑电非线性、非周期同步评估而开发的[157]，测量了两组多元时间序列组成的系统本质上的非正交性。相较基于传统线性映射寻找最大典型相关系数的CCA，S估计是系统更一般的同步性的表征。大量的研究表明，S估计在噪声干扰、短数据长度等情况下都具有更好的鲁棒性，且在对非线性活动的测量上也具有优越性[157, 158, 165]。而依赖于线性变换的CCA方法可能会遗漏有用的数据描述[164]。尽管一些研究提出了稀疏CCA和核CCA等多种变体，但它们都没有脱离CCA线性组合的基本框架。例如，核CCA声称能够充分提取非线性特征[164]，然而它只是为非线性问题提供了一种灵活的非线性解决方案，仍然是在高维核空间中执行的线性CCA[162]。S估计具有的非线性特性和在噪声干扰、短数据长度下的鲁棒性使其更适用于一般的脑电环境[157, 165]。因此，S估计在基于脑电的皮层大尺度FNC构建上可能具有优势。

因此，本书提出将脑电源成像与多元相关分析方法S估计相结合，构建基于脑图谱的鲁棒皮层FNC，以挖掘大脑大尺度信息交互机制。本书首先通过仿真研究评估了CCA和S估计在度量多元子网络之间的功能连通性方面的性能，从FNC网络构建层面证明S估计的优越性；然后结合脑电源成像方案，分别采用这两种方法构建P300的FNC，并从P300的神经机制角度对FNC网络模式进行评估。

4.2 基于 S 估计的脑电皮层大尺度 FNC 构建

基于先验图谱方法，结合脑电源成像技术，进行基于脑电的皮层大尺度 FNC 构建和分析的基本流程如图 4-1 所示。主要包括结合脑电源成像和先验图谱提取皮层源子网络时间序列、结合多元相关分析的大尺度 FNC 构建和分析两个板块。具体算法实现及相关细节将在后面的小节中介绍。

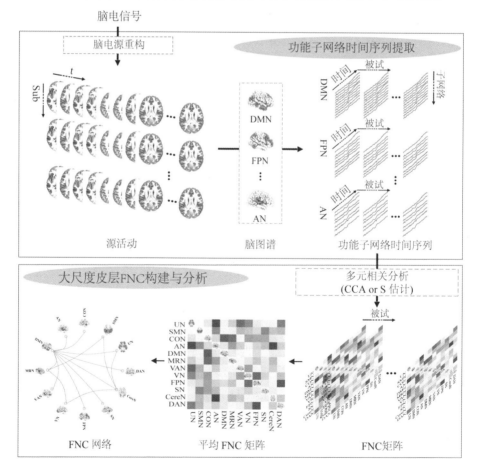

图 4-1 基于 S 估计/CCA 的基于脑电的皮层大尺度 FNC 构建流程

4.2.1 脑电源重构

基于图4-1所示的流程，需要将预处理后的干净脑电信号映射到皮层空间，获得其皮层活动模式 Po。在本章中，使用与第三章相同的源成像方法，具体信息请参考3.2.1节。

4.2.2 皮层子网络多维时间信息提取

先验脑图谱通常是由神经科学家通过多重实验验证定义的，因此其对子网络的定义是确定的、鲁棒的、可靠的。基于先验脑图谱，如前面提到的 Power 脑图谱，每个子网络的功能和空间分布都具有明确定义。因此，通过提取子网络覆盖的重构皮层源活动，可以很容易地获得表征功能子网络动态活动的时间序列。具体来说，在图谱中，每个子网络由一组MNI坐标确定的ROI组成。假设一个功能子网络 F_m 有 K 个ROI。首先，对于 F_m 中的第 k 个ROI，其MNI坐标周围一定半径范围内的源体素构成体素集 $\mathfrak{R}_k$，并将该集合内的所有体素对应的时间序列进行平均，则可以获得该ROI的最终时间序列。然后，对于子网络中的每个ROI，按照上述步骤逐一提取其时间序列向量，得到的 K 个时间序列向量最终则组成了子网络 $F_m \in \mathbb{R}^{K \times T}$ 的多维时间序列矩阵。这一过程可概括为

$$F_m(k,:) = \frac{\sum_{n_{V_k}=1}^{N_{V_k}} Po(\mathfrak{R}_k,:)}{N_{V_k}} \qquad (4\text{-}1)$$

式中，N_{V_k} 是体素集 $\mathfrak{R}_k$ 中的体素总数。基于上述过程，可以得到脑图谱中定义的任何子网络的多元时间序列。

4.2.3 多元相关分析

显然，不同的子网络具有不同的空间分布，相应的ROI数量也不同，基于前述皮层子网络多维时间信息的提取过程获得的表征子网络动态活动的多维时间序列矩阵 $\boldsymbol{F}_m$ 的维度也就不同。而这些具有不同维度的多维时间序列矩阵又在彼此交互的基础上，进一步作为一个整体来与其他子网络进行交互。显然传统的一元信号连接度量方法，如相关、相干、PLV等，无法实现对这种关系的直接度量。而不管是先平均每个子网络的时间序列再基于一元度量方法进行FNC构建，还是先基于一元分析方法将ROI信号间的两两关系度量后再基于子网络间连接的平均进行FNC构建，都存在模糊网络内交互和网络的整体性特征的问题。CCA和 S 估计是实现多维时间序列间关系度量的重要工具。

假设一个子网络 X 有 P 个节点，另一个子网络 Y 有 Q 个节点。为了将每个子网络视为一个整体，需要计算具有相同采样点但具有不同节点数（ROI）的两个矩阵之间的耦合。CCA和S估计对子网络 X 和 Y 间的耦合关系度量原理介绍如下。

（1）CCA

CCA是 Hotelling[161]提出的一种典型的多变量同步分析方法，它利用投影向量之间的相关性来评估两组变量之间的相关性。假设两个子网络对应的时间序列为 $X \in \mathbb{R}^{P \times T}$ 和 $Y \in \mathbb{R}^{Q \times T}$，基于线性变换 $a=[a_1, a_1, \cdots, a_P]$ 和 $b=[b_1, b_1, \cdots, b_Q]$，其可以变换为一维变量 u 和 v，如式（4-2）所示：

$$u = \sum_{i=1}^{P} a_i x_i(t), \quad v = \sum_{j=1}^{Q} b_i y_i(t) \tag{4-2}$$

u 和 v 的皮尔逊相关系数可以表示为

$$\rho_{uv} = \frac{\text{cov}(u,v)}{\sigma_u \sigma_v} = \frac{\text{cov}(aX,bY)}{\sigma_{aX} \sigma_{bY}} = \frac{aC_{XY}b'}{\sqrt{aC_{XX}a'} \sqrt{bC_{YY}b'}} \qquad (4\text{-}3)$$

式中，σ_u 和 σ_v 代表 u 和 v 的标准差；C_{XX} 和 C_{YY} 为子网络 X 和 Y 的自协方差矩阵；C_{XY} 为 X 和 Y 的互协方差矩阵。CCA 随后通过最大化这个皮尔逊相关系数来求解两组信号间的整体关系，这个过程描述如下：

$$Maximize: aC_{XY}b'$$
$$Subject\ to: aC_{XX}a' = 1 \qquad (4\text{-}4)$$
$$bC_{YY}b' = 1$$

这个过程可以通过拉格朗日算法转为式（4-5）的优化问题：

$$\arg \max_{a,b} L(a,b) = aC_{XY}b' - \frac{\gamma}{2}(aC_{XX}a' - 1) - \frac{\theta}{2}(bC_{YY}b' - 1) \qquad (4\text{-}5)$$

对式（4-5）进行求解，可得

$$C_{XX}^{-1}C_{XY}C_{YY}^{-1}C_{XY}a = \gamma^2 a \qquad (4\text{-}6)$$

式中，γ 为典型相关系数，可以通过对矩阵 $C_{XX}^{-1}C_{XY}C_{YY}^{-1}C_{XY}$ 进行特征值分解求得 γ^2 后，再求平方根得到。典型相关系数并不是唯一的。由于最大典型相关系数通常被认为具有更好的鲁棒性，本书主要使用其最大值来量化这两组变量之间的相关性[166, 167]。在式（4-6）的情况下，u 和 v 间的皮尔逊相关系数最大。

（2）S估计

S估计是基于两组变量相关性矩阵特征值的信息度量定义的[157-159]，测量了系统的嵌入空间复杂性。具体来说，考虑两组变量 X 和 Y 后，组成一个共同的复杂系统 Z。这个系统的嵌入空间维数事实上表征了系统内各序列间的同步性。序列间的同步性越高，系统的嵌入空间维数就越低。这个过程可以描述为一个主成分分析（principal component analysis，PCA）过程。在 PCA 框架下，首先计算涵盖组内和组间相关性的系统 Z 的协方差矩阵：

$$C = \begin{bmatrix} C^{XX} = \text{cov}(X,X) & C^{XY} = \text{cov}(X,Y) \\ C^{YX} = \text{cov}(Y,X) & C^{YY} = \text{cov}(Y,Y) \end{bmatrix} \qquad (4\text{-}7)$$

为了正确估计两个子系统之间独立于内部依赖性的相互依赖性，有效地量化 X 和 Y 之间的整体相关性，使用如下所示的变换将 C 转换：

$$\boldsymbol{R} = UCU' = \begin{pmatrix} \boldsymbol{I}_{P \times P} & C_{XX}^{-1/2} C_{XY} C_{YY}^{-1/2} \\ C_{YY}^{-1/2} C_{YX} C_{XX}^{-1/2} & \boldsymbol{I}_{Q \times Q} \end{pmatrix} \qquad (4\text{-}8)$$

式中，$\boldsymbol{I}_{P \times P}$ 和 $\boldsymbol{I}_{Q \times Q}$ 分别表示维数为 $P \times P$ 和 $Q \times Q$ 的单位矩阵，$\boldsymbol{O}_{P \times Q}$ 和 $\boldsymbol{O}_{Q \times P}$ 分别表示维数为 $P \times Q$ 和 $Q \times P$ 的全零矩阵。变换矩阵 $\boldsymbol{U}$ 具有如下形式：

$$\boldsymbol{U} = \begin{pmatrix} C_{XX}^{-1/2} & O_{P \times Q} \\ O_{Q \times P} & C_{YY}^{-1/2} \end{pmatrix} \qquad (4\text{-}9)$$

进一步，基于特征值分解，矩阵 $\boldsymbol{R}$ 可以分解为

$$\boldsymbol{R} = V \Lambda V' \qquad (4\text{-}10)$$

式中，特征值 $\Lambda = \{\lambda_1, \lambda_2, \cdots, \lambda_k\}$ 反映了对应分量对系统的可解释性大小。实际上，特征谱越分散，能够显著解释系统的 PCA 分量越多（即嵌入空间维数越高，同步性越低），特征谱的熵越大；反之，特征谱越集中，能够显著解释系统的 PCA 分量越少（即嵌入空间维数越低，同步性越高），特征谱的熵越小。因此，可以定义如下类似熵的定义表征系统 Z 的同步性：

$$\Pi = -\sum_{k=1}^{m} \lambda_k^{\circ} \log\left(\lambda_k^{\circ}\right)$$
$$\lambda_k^{\circ} = \frac{\lambda_k}{\operatorname{tr}(\boldsymbol{R})} \qquad (4\text{-}11)$$

式中，λ_k° 为矩阵 $\boldsymbol{R}$ 的归一化特征值。虽然类信息熵度量 Π 是受信息论启发的，但它不是严格意义上的熵，因为归一化的特征谱并不是概率分布。特征值表征了系统的可解释性，与系统的嵌入空间维数有关，因此 Π 可以表征系统的同步性概率特征。实际上，它可以被解释为信号之间相互正交性（缺乏相关性）的偏离性的度量。假设所有的特征值都相等（所有特征向量正交，系统内所有信号独立不相关），易发现 $\Pi = \log(P+Q)$。当只有一个特征值为 P，所有其他特征值为 0 时（系统可以用单一的特征向量表征，系统内所有信号相关），易发现 $\Pi = 0$。在此基础上，X 和 Y 同步性可以通过如下 S 估计量实现：

$$S = \frac{\log(P+Q) - \Pi}{\log(P+Q) - \Pi_{\min}} \tag{4-12}$$

这个 S 估计量的分子表征了 X 和 Y 组成的系统 Z 的熵 Π 与最大嵌入维数下的熵 $\Pi = \log(P+Q)$ 的差值，而分母表示最大嵌入维数下熵 Π 和最小嵌入维数下熵 $\Pi_{\min}$ 的差值。通过这个数值计算过程，X 和 Y 间的同步性被映射到 [0，1] 范围内，越接近 1 则代表 X 和 Y 间同步性（相关性）越高。式（4-12）中的 $\Pi_{\min}$ 可以通过计算矩阵 $\mathfrak{I}$ 的特征值的熵得到，其度量了具有最小一致性的两组信号的特征熵值。$\mathfrak{I}$ 具有如下形式：

$$\begin{aligned} \mathfrak{I} &= \begin{bmatrix} I_{P \times P} & \vartheta \\ \vartheta & I_{Q \times Q} \end{bmatrix} \\ \vartheta &= \begin{bmatrix} I_{P \times P} & O_{P \times (Q-P)} \end{bmatrix} \end{aligned} \tag{4-13}$$

S 估计的计算流程如算法 4-1 所示。

算法 4-1：S 估计

输入：两组变量 $X \in \mathbb{R}^{P \times T}$ 和 $Y \in \mathbb{R}^{Q \times T}$

输出：S估计值：S

01. $C \leftarrow \begin{bmatrix} \mathrm{cov}(X,X) & \mathrm{cov}(X,Y) \\ \mathrm{cov}(Y,X) & \mathrm{cov}(Y,Y) \end{bmatrix}$

02. $\mathfrak{I} \leftarrow \begin{bmatrix} I_{P \times P} & \vartheta \\ \vartheta & I_{Q \times Q} \end{bmatrix}, \vartheta \leftarrow \begin{bmatrix} I_{P \times P} & O_{P \times (Q-P)} \end{bmatrix}$

03. $U \leftarrow \begin{pmatrix} C_{XX}^{-1/2} & O_{P \times Q} \\ O_{Q \times P} & C_{YY}^{-1/2} \end{pmatrix}, R \leftarrow U * C * U'$

04. $\Pi \leftarrow -\sum_{k=1}^{P+Q} \lambda_k' \log(\lambda_k')$

05. $\prod_{\min} \leftarrow \sum_{k_O=1}^{P+Q} \lambda_{k_O}^{\circ} \log(\lambda_{k_O}^{\circ})$

06. $S \leftarrow \dfrac{\log(P+Q) - \Pi}{\log(P+Q) - \Pi_{\min}}$

07. 程序结束

附注 4-A：cov( ) 代表求矩阵协方差。

4.2.4 皮层大尺度FNC构建

如前所述，CCA和S估计可以评估具有相同采样点但具有不同节点数的两个矩阵之间的耦合。换句话说，它们可以评估具有不同ROI时间序列数量的不同功能的两个功能子网络之间的耦合。对于大型FNC，它包括两个以上的子网络。假设有N个子网络，将这些子网络配对后，可以计算每对子网络之间的相关系数，如图4-1所示。最后，这些相关系数形成维数为$N×N$的FNC矩阵，反映了大尺度功能子网络之间的信息交互。**FNC**矩阵中的每个元素（第m行，第n列）表示子网络m和子网络n之间的连接（耦合）。

$$\boldsymbol{FNC}=\begin{pmatrix} I_{11} & I_{12} & \dots & I_{1N} \\ I_{21} & I_{22} & \dots & I_{2N} \\ \vdots & \vdots & \ddots & \vdots \\ I_{N1} & I_{N2} & \dots & I_{NN} \end{pmatrix} \tag{4-14}$$

式中，I_{mn}代表由CCA［即式（4-6）中的γ］和S估计［即式（4-12）中的S］分别求得的子网络耦合。基于S估计的FNC构建流程如算法4-2所示。

算法4-2：基于S估计的FNC构建

输入: 头表EEG $\Phi \in \mathbb{R}^{N_E \times T}$

输出: 构建的FNC矩阵 $FNC \in \mathbb{R}^{N \times N}$

---

01. 初始化：$\alpha, \beta, \tau, \theta$

02. 源重构：$Po \leftarrow$ sLORETA(Φ)

03. 从源空间中提取时间序列：$F \leftarrow$ Extract_TCs(Po)

04. For $m = 1 \rightarrow N$ do

05.   For $n = 1 \rightarrow N$ do

06.   计算FNC：$FNC(m,n) \leftarrow S^{F_m F_n}$

07.   End for

08. End for

09. 程序结束

附注4-B: sLORETA($\cdot$)代表利用算法3-1计算源活动，Extract_TCs( )是提取子网络对应的时间序列，$S^{F_m F_n}$是利用算法4-1计算两个子网络之间的相关性。

4.3 实验

为了探索CCA和S估计在脑电皮层大尺度FNC构建上的表现。本书首先设计了仿真实验，探讨CCA和S估计在不同场景下度量子网络间交互关系的可靠性。随后，基于真实的P300数据，根据4.2节的完整分析流程，本书进一步探讨了CCA和S估计在脑电皮层大尺度FNC构建上的应用。

4.3.1 实验一：仿真实验

仿真研究主要比较了CCA和S估计两种方法在不同信噪比和不同数据长度场景下恢复预定义FNC网络模式的能力。

（1）仿真步骤

本书定义了一个由6个节点组成的网络，其中网络和节点分别表示前文提到的FNC网络和功能子网络。网络中存在两个独立的组，节点A、B、C组成第一组，保持较高的组内相关性；节点D、E、F组成第二组，保持较高的组内相关性。除了组内强耦合外，两组之间不存在耦合。其中，**A**和**D**是随机生成的两组独立高斯分布变量。**B**、**C**分别通过两个随机变换矩阵**AB**和**AC**生成。**E**、**F**分别通过两个随机变换矩阵**DE**和**DF**生成。依据上述过程定义的具体网络模式及各矩阵维度如图4-2所示。

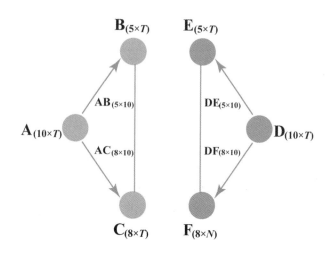

图4-2 仿真实验预定义的FNC网络

注：绿色实心圆（**A**、**B**、**C**）和蓝色实心圆（**D**、**E**、**F**）分别代表隶属于子网络节点。红色箭头表示构建两节点之间的相关关系，其旁边的矩阵为构建耦合关系涉及的线性变换；红色直线表示两节点之间的间接相关性。每个矩阵的下标数字表征了其信号维度。

基于上述预定义的FNC网络，将按照以下程序评估CCA和S估计两种方法在估计FNC交互上的性能：

①为了评价噪声对网络估计的影响，将数据长度固定为400个采样点，然后在时间序列中加入不同信噪比的高斯噪声，信噪比范围为–15—5 dB，步长为5 dB。

②为了评价数据长度对网络估计的影响，将信噪比固定在–5 dB，数据长度从100增加到500，步长为100。

基于上述两种策略生成对应的多元信号后，分别使用S估计和CCA计算FNC，得到维度为6×6的矩阵。基于这些估计出来的网络，可以通过与预定义网络模式的对比来评估S估计和CCA在FNC构建上的性能。为了保证仿真的可靠性，每种情况下的仿真都重复了200次。最后，基于这200次的仿真进行性能评估。

（2）性能评估

性能评估与第二章的研究类似，同样包括两个评估：一是网络拓扑结构的可视化，二是网络估计一致性的定量评估。具体来说，在每一次实验结果中，保留估计的连接矩阵里面权重值排前 K 的连接，从而形成恢复的FNC网络连接结构。在本章中，由于预定义网络中两个独立的组保持较高的组内相关性和较低的组间相关性，网络一共存在6条有定义的连接（每组3条连接），$K=6$。通过将200次仿真估计的网络可视化，则可以观察网络估计的性能。另外，在网络估计性能的定量评估上，本书也计算了每次实验网络估计的CRR值，以定量评估两种方法的性能。CRR的计算方式与式（2-17）一致。

4.3.2 实验二：脑电实验

（1）P300脑电数据

本章中，P300数据集的被试、采集和预处理等信息与第三章一致，具体信息请参考3.3.2节。

（2）ROI和子网络定义

本书使用Power脑图谱[21]定义功能子网络。Power图谱定义了人类大脑264个节点（功能区）的空间分布，每一个节点代表一个ROI。这些节点被划分为14个功能子网络。本书利用该脑图谱，依据式（4-1）基于重构的脑电皮层源活动，在6 mm半径范围内提取每个ROI的时间序列。由于头模型的细微差异，264个ROI中有238个被匹配到（未匹配的ROI见附录A的表A1所列）。它们属于13个功能子网络，包括不确定网络（uncertain network，UN）、感觉/躯体运动手网络（sensory/somatomotor hand network）、感觉/躯体运动嘴网络（sensory/somatomotor mouth network）、额叶-扣带回任务控制网络（cingulo-opercular task control network，CON）、听觉网络（auditory network，AN）、DMN、记忆检索网络（memory retrieval network，MRN）、视觉网络（visual network，VN）、额顶任务控制网络（fronto-parietal task control network，FPN）、显著性网络（salience network，SN）、腹侧注意网络（ventral attention network，VAN）、小脑网络（cerebellar network，CereN）和背侧注意网络（dorsal attention network，DAN）。考虑到感觉/躯体运动手网络和感觉/躯体运动嘴网络这两个子网络的功能相似性和空间邻近性，本书将感觉/躯体运动手网络和感觉/躯体运动嘴网络合并为SMN进行分析[100]。图4-3呈现了本书包含的12个网络的空间分布情况。

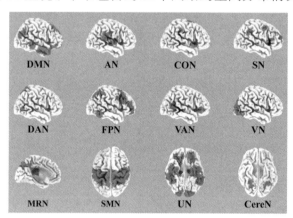

图4-3　基于Power图谱得到的12个子网络的功能划分

注：红色表示相关的脑区属于特定的功能子网络。

如图4-3所示，子网络空间分布具有较大差异，覆盖了多个不同的大脑区域。在此背景下，表征子网络动态活动的多维时间序列数目也就不同，从而无法基于传统的一元信号连接度量方法对具有不同维数的两个多维时间序列集合（子网络）间的耦合关系进行直接度量。因此，有必要引入CCA和S估计这类多元相关分析方法进行FNC构建。

（3）FNC构建

采用上述图谱，基于源定位后的皮层时间序列，提取隶属于每个子网络的多元时间序列后，即可依据4.2节中叙述的FNC构建过程，分别基于CCA和S估计这两种多元相关分析方法计算每一个被试的FNC矩阵。最后，我们将所有被试的FNC矩阵进行平均，并基于成本阈值策略（阈值0.2）对网络进行二值化，以可视化分别由这两种方法估计得到的P300 FNC的网络拓扑特点，探讨P300大尺度FNC的交互特征。

4.4 结果

4.4.1 仿真结果

图4-4呈现了网络构建性能随信噪比提升的变化。如图4-4所示，CCA和S估计都随信噪比的提升而具有更好的性能，即噪声越强，错误估计连接（组间连接）越多。当信噪比高于0 dB时，两种方法都可以稳健地估计出真实网络模式。在低信噪比条件下（0 dB以下），S估计构建的网络具有更少的错误估计连接。表4-1进一步定量度量了两种方法构建网络的性能。可以看到S估计构建的网络CRR大于或等于CCA。尤其是在信噪比相对较低的情况下，S估计的CRR显著高于CAA。

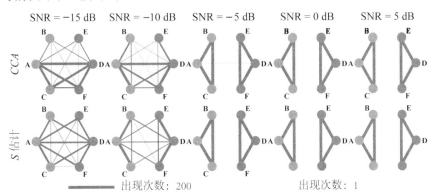

图4-4　网络拓扑随信噪比的变化

注：信噪比范围为-15~5 dB，步长为5 dB。绿色和蓝色实心圆分别代表FNC网络的节点（子网络）。红色实线表示节点之间的连接，线的粗细表示在200次网络构建中识别出这个特定连接的次数。数据长度固定为400。

表4-1   CRR随信噪比的变化

		SNR				
	信噪比	−15 dB*	−10 dB*	−5 dB*	0 dB	5 dB
CCA	μ	0.528	0.649	0.989	1.000	1.000
	σ	0.113	0.103	0.036	0.000	0.000
S估计	μ	0.583	0.767	1.000	1.000	1.000
	σ	0.117	0.093	0.000	0.000	0.000

附注4-C：*表示在200次网络构建中S估计对应的CRR显著高于CCA（$p < 0.05$），μ和σ分别为200次网络构建中CRR的平均值和标准差。数据长度固定为400个采样点。

图4-5和表4-2进一步给出了数据长度对网络构建CRR的影响。如图4-5所示，S估计始终具有比CCA更少的估计错误的连接和显著更高的CRR。在较长的数据长度（400，500）下，S估计没有估计错误的连接边，而CCA存在少量估计错误的连接边。在较短的数据长度下，尽管S估计也存在较多伪连接，但其网络拓扑结构与预定义网络模式更为一致。

表4-2   CRR值数据长度的变化

		数据长度				
	信噪比	100*	200*	300*	400*	500*
CCA	μ	0.687	0.851	0.929	0.989	0.997
	σ	0.108	0.089	0.073	0.036	0.019
S估计	μ	0.815	0.964	0.994	1.000	1.000
	σ	0.096	0.061	0.028	0.000	0.000

附注4-D：*表示在200次网络构建中S估计对应的CRR显著高于CCA（$p < 0.05$），μ和σ分别为200次网络构建中CRR的平均值和标准差。SNR固定为为−5 dB。

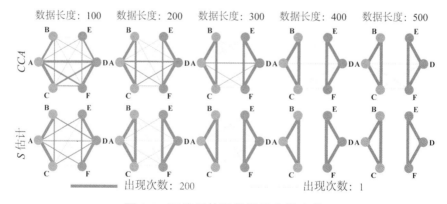

图4-5   网络拓扑随数据长度的变化

注：数据长度范围为100 — 500，步长为100。绿色和蓝色实心圆分别代表FNC网络的节点（子网络）。红色实线表示节点之间的连接，线的粗细表示在200次网络构建中识别出这个特定连接的次数。SNR固定为−5 dB。

(4.4.2) P300脑电皮层FNC

在仿真数据的基础上，本书进一步基于真实脑电数据，探索了P300的大尺度网络交互模式。图4-6展示了20%成本阈值下，FNC网络的拓扑结构特征。

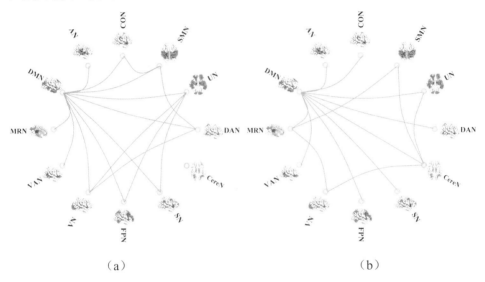

（a）   （b）

图4-6　P300大尺度FNC网络拓扑特征

注：子图（a）和（b）分别为CCA和S估计构建的大尺度FNC网络。灰色圆圈代表一个功能子网络，旁边的大脑图谱显示了相应子网络的空间分布信息。蓝色实线代表了子网络间的连接。

如图4-6所示，CCA和S估计两种方法构建的FNC网络架构几乎涉及了所有的12个子网络，并表现出密集的与DMN相连的连接，即DMN似乎作为一个枢纽（hub）节点存在。两种方法构建的FNC网络的主要区别在于，相比于CCA完全不涉及与CereN的连接，S估计的FNC网络中存在大量与CereN相邻的连接（CereN作为一个次要hub节点存在）。除20%阈值外，其他阈值下的FNC网络也表现出类似的网络模式，表明了这种模式的稳健性。

4.5 讨论

仿真研究定量地证明了与 CCA 相比 S 估计对噪声和数据长度具有更好的鲁棒性。在图 4-2 中，节点 **B**、**C** 由 **A** 通过线性变化得到，节点 **E**、**F** 由 **D** 通过线性变换得到。因此，节点 **A**、**B**、**C** 组成一组，保持高度的组内相关性；节点 **D**、**E**、**F** 组成另一组，组内强耦合的节点。两组节点彼此独立。CCA 和 S 估计的性能可以通过其估计的网络是否稳定地再现这些节点之间的预定义关系来评估。在 200 次仿真实验中，大量的一致连接表明，估计的网络具有更接近预定义网络的拓扑模式。伪连接越多，网络结构就越扭曲。如图 4-4 所示，无论是 CCA 还是 S 估计，随着信噪比的增加，错误识别的连接数都在减少，直到没有伪连接（CCA 为 0 dB，S 估计为 –5 dB）。在低信噪比（低于 0 dB）下，S 估计的错误估计的连接数显著小于 CCA 的。S 估计得到的相应 CRR 显著高于 CCA 得到的，见表 4-1 所列。这些发现一致表明 S 估计比 CCA 具有更强的抗噪声能力。在数据长度方面，图 4-5 和表 4-2 显示，S 估计得到的网络模式比 CCA 得到的保持了更少的错误恢复连接，特别是当数据长度为 400 和 500 时，没有出现伪连接。同样，S 估计对应的 CRR 显著高于 CCA 对应的。这表明 S 估计对短长度数据的适应性更强。综上所述，CCA 和 S 估计的性能都不同程度地受到噪声和数据长度的影响。但与 CCA 相比，S 估计对具有噪声干扰和短长度数据的时间序列更具鲁棒性。这主要是由于 S 估计通过测量状态空间嵌入维数的收缩量来量化同步性[157, 160]，因而更具有鲁棒性[157, 158, 165, 166]。一方面，S 估计对噪声的鲁棒性使其在实际脑电应用上更具竞争力。因为作为一种微弱电流记录，脑电通常面临低信噪比问题的困扰。另一方面，对短长度数据的适应性对于捕捉脑电的动态耦合具有很大的价值，可以揭示大脑对某些认知过程的瞬时信息处理[43, 168]。

P300的诱发过程涉及视觉信息整合、注意力、记忆加工、决策等认知处理[14, 169]。考虑到S估计显示出的抗噪声能力和对短时间序列的适应性，其可能更适用于脑电大尺度FNC的研究。因此，本书进一步提出将脑电源成像与多元相关分析相结合，构建基于脑图谱的P300大尺度FNC。图4-6为分别基于CCA和S估计得到的FNC网络。事实上，两种FNC网络架构表现出高度的一致性，即几乎所有12个子网络都参与了P300的调用。其中，DMN作为枢纽节点与其他子网络紧密连接。P300任务FNC网络与典型的静息状态FNC网络具有高度的相似性。事实上，先前的研究已经报道了这种相似性，并表明静息状态是其他大脑活动的基础[170]，其中任务FNC通常是对相应静息状态FNC的微调[171, 172]。此外，多项研究强调了DMN的枢纽作用，以及以DMN作为任务连接枢纽组织的高效全局工作空间对于多种认知活动的贡献[138, 147]。这种一致的FNC网络架构支持了P300任务中高效的信息处理。

除了一致性结构外，两种方法计算的FNC网络也存在差异，主要体现在对小脑网络涉及的交互关系的刻画上。如图4-6（b）所示，S估计得到的FNC网络呈现了CereN作为次要枢纽节点的架构，而CCA得到的FNC网络[图4-6（a）]在P300任务中缺失了CereN的功能。虽然CereN一直被认为是一个负责运动功能的大脑区域，但越来越多的研究发现CereN参与了多种认知，如注意力、工作记忆、执行控制和情绪处理[173-177]。临床研究也证实，CereN在孤独症、发展性阅读障碍、精神分裂症、重度抑郁症等认知或精神疾病中都存在异常表现[178-180]。具体来说，本书在使用S估计获得的FNC网络中发现了CereN-VN、CereN-UN、CereN-DMN和CereN-SMN的连接。以往的大量研究强调CereN参与多模感觉信息的整合，即视觉和听觉信息[181-183]。此外，在视觉注意过程中，CereN为层次较低的视觉区域提供自上而下的预测，而视觉区域为CereN提供内源性输入[182]。因此，连接CereN-VN可能在唤醒P300的过程中提供了自上而下的视觉信息加工。UN覆盖主要参与记忆加工的海马回子区[184]，UN与CereN的相互作用与记忆加工相关，而记忆加工是P300任务中涉及的认知过程[185]。考虑到P300的产生主要源于大脑的内源性信息加工，而CereN-DMN的连通性与调节内部思维过程有关[132]。因此，CereN-DMN的连接具有合理性。CereN-SMN的连接对于轻敲和计数任务至关重要[186]。本书要求参与者在心理上计算目标刺激的数量，而连接CereN-SMN可能支持了这种计数行为。S估计揭示了CereN在P300过程中可能发挥的作用。S估计具有的非线性、鲁棒性等使其一方面更适用于一般的脑电环境，另一方面能够捕捉时间序列之间的非线性耦合[157, 158, 160]。

目前，许多相关研究主要关注的是如何从头皮脑电信号中构建鲁棒大尺度FNC，没有在FNC的复杂图论特征解读上进一步展开。事实上，在大尺度FNC构建完成后，可以将图论分析等网络分析法进一步应用于大尺度FNC，提取多种网络指标，以此定量反映大尺度FNC的信息交互模式。

4.6 本章小结

本章研究主要致力于构建基于先验脑图谱的鲁棒脑电大尺度FNC，提出了结合脑电源成像、先验图谱子网络定义和S估计的模板驱动构建方法；通过仿真研究和真实脑电数据集评估了两种多变量相关分析方法（即CCA和S估计）在度量大尺度功能子网络之间耦合方面的性能，并探索更适用于脑电皮层FNC构建的方法。仿真研究定量评价了两种多变量分析方法在捕获两组变量同步性方面的性能，并证明S估计比CCA更稳定、可靠和抗噪声。随后，基于先验脑图谱，分别利用S估计和CCA构建P300大尺度FNC。结果表明，S估计构建的FNC网络揭示了CereN在唤醒P300过程中的关键作用，以及一些更符合神经生理基础的连接模式。本书提出的结合脑电源重构和S估计的大尺度FNC构建方法，为研究在宏观大尺度层面上，大脑如何组织各个功能子网络实现多种认知活动提供了一种新的有效工具。

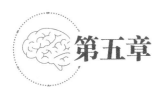

第五章

基于时变多元相关分析的脑电皮层大尺度dFNC构建

第四章主要关注了静态FNC的构建问题。然而，大脑活动本质上是动态、瞬息万变的。静态FNC研究缺乏理解具体认知过程所必要的动态交互信息。因此，本章进一步关注如何将基于图谱的FNC构建推广到动态场景中，即dFNC网络研究。为了应对动态场景这一难题，本章提出了一种新的时变多元相关分析方法——WTCS，来度量具有多元信号的子网络间的动态耦合关系，构建脑电皮层大尺度dFNC网络，探索各个大尺度功能子网络如何作为一个整体，彼此动态交互支持认知活动的产生。

5.1 引言

大脑是一个动态交互的复杂网络，其中，DMN、SN等大尺度功能子网络的时变活动及其协同动态交互支持着大脑的高效运作[2, 3, 98]。人类大脑的认知活动具有内在的动态性和环境敏感性，简单地将脑区视为节点已被证明不足以反映大脑中的大尺度组织[2, 3, 187]。因此，迫切需要一种能够捕捉大脑认知活动的大尺度动态组织的方法。大尺度dFNC网络将功能子网络作为节点，并将它们之间的耦合定义为连接边（这种连接关系被证明描绘了更加动态和环境敏感的大脑交互[2, 188]），反映了FNC的动态变化，并表征了功能子网络如何动态通信和交互以适应不同的认知需求。大量研究致力于从认知和临床角度研究dFNC。基于dFNC研究，研究人员揭示了FNC模式的时频域中显著的性别差异[189]，以及精神分裂症患者FNC的时间变异的降低等重要现象[190]。目前，多数dFNC研究基于fMRI进行。然而，大脑活动的瞬息万变这一生理事实对dFNC研究提出了高时-空分辨率的要求，fMRI在时间分辨率上的相对不足（约1 s）成为这类研究的短板。

脑电具有极高的时间分辨率，可挖掘毫秒级的大脑活动变化[62, 168, 191]，与dFNC的动态表征诉求高度一致。随着脑电源重建方法的发展，头表脑电信号能够映射到源（皮层）空间，提供了更高的空间分辨率，并在一定程度上缓解了传统脑电容积传导问题[8, 54, 192]。基于脑电的大尺度dFNC研究，一方面弥补了传统基于fMRI研究时间信息上的不足，另一方面相较传统头表脑电研究则提供了对大脑皮层大尺度活动更精准的探索。和静态FNC一样，dFNC的构建也存在基于数据驱动和基于先验图谱的两个分支。但无论是通过数据驱动还是先验图谱，目前，对脑电皮层大尺度dFNC的探索几乎是缺失的。考虑到基于数据驱动的脑电dFNC分析可能面临子网络可重复性和生理解释性的争议，本书进一步关注基于先验图谱的脑电皮层大尺度dFNC构建问题。

对应于基于先验图谱的静态FNC分析，子网络空间分布的不一导致dFNC分析面临的最大挑战也是如何将每个子网络视为一个整体，鲁棒地度量由不同数量的ROI（即不同数量的时间序列）组成的两个子网络之间的动态相关性。这是一个典型的时变多元相关分析问题，但目前还没有应对这一问题的直接、可靠的方法。解决此类时变多元相关分析问题的关键在于如何将一元/静态信号度量方法推广到多元和动态的场景下。传统的fMRI相关研究通常基于间接策略实现这一目标，如通过两两ROI间动态连接的平均来间接度量子网络间的关系并构建dFNC。然而，这种一元分析方法的平均很大程度上不能反映子网络作为一个整体参与大尺度交互的特点。尽管ADTF等一元信号分析方法可以用来挖掘两脑电信号的时变耦合[63]，但受固有数学和模型假设的限制，这类方法很难推广到多元情况。此外，一些研究发现，基于滑动窗策略在每一个窗口使用静态分析方法进行动态连接估计是一种潜在的替代技术。因此，尽管没有研究尝试，或许也可以通过使用第四章提到的CCA和S估计等静态多元相关分析方法基于滑动窗策略实现时变多元相关的度量。然而，滑动窗策略有其固有的缺点：窗宽过大不能描述详细的动态变化，而窗宽过小会导致计算泄漏，从而产生伪动态模式。事实上，第四章也通过系统仿真表明，数据长度是影响CCA和S估计性能的重要因素。因此，基于滑动窗将CCA和S估计推广到动态场景可能面临可靠性问题，无法准确地捕获多元序列间的动态耦合。

尽管如此，CCA和S估计这类方法仍旧存在推广到动态场景的可能性。本质上，这类方法的静态特性主要是因为其基于协方差这一静态度量方法测量存在于两组时间序列潜在的自相关和互相关关系。小波相干（wavelet coherence，WTC）可以测量两个序列在时频空间中的时变相干性[193]。WTC会根据尺度调整时间分辨率，并给出与每个尺度对应的最佳时间分辨率，从而反映了非稳态系统对应每个时刻点的嵌入空间特征。因此，如果基于WTC度量系统内潜在的交互关系，这类多元相关分析方法则很有可能被推广到动态场景下，发展出时变多元相关分析方法。考虑脑电信号中存在明显的非线性活动和动态振荡，CCA这类基于线性组合的方法可能无法捕捉到非线性关系[160, 164]。S估计是一种基于嵌入技术和信息论的新兴的非线性方法，在非线性、非稳态等情况下具有更好的鲁棒性[157]。第四章的研究也通过系统比较表明了S估计是构建脑电皮层大尺度FNC更理想的选择，更适用于一般的脑电环境。因此，本书进一步基于鲁棒的S估计方法，发展地提出了一种结合WTC和S估计的时变多元相关分析方法，即

WTCS，以捕捉两组维数不匹配的变量之间的动态耦合；并结合脑电源重构技术，提出了脑电皮层大尺度dFNC构建的新方法。

5.2 基于WTCS的脑电皮层大尺度dFNC构建

本书提出构建脑电皮层大尺度dFNC来研究脑内动态的大尺度信息交换——基于WTCS的脑电皮层大尺度dFNC构建。其流程如图5-1所示，主要包括脑电源重构、皮层子网络多维时间信息提取、基于WTCS的dFNC构建、dFNC网络分析和探索等。

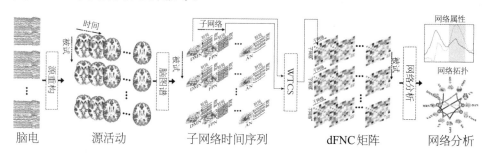

图5-1　基于WTCS的脑电皮层大尺度dFNC构建流程

5.2.1 脑电源重构

基于预处理后的干净脑电信号，需要先将其映射到皮层空间，获得其皮层活动模式。在本章中，使用与第三章相同的源成像方法，具体内容请参阅3.2.1节。

5.2.2 皮层子网络多维时间信息提取

随后，为了进行 dFNC 构建，同样需要从重构后的皮层源活动中提取隶属于每一个子网络的时间序列。在本章节中，使用与第四章相同的子网络提取策略，具体细节请参阅 4.2.2 节。

5.2.3 时变多元相关分析方法：WTCS

根据图 4-3 可知，不同的功能子网络分布在不同的脑区，由不同数量的 ROI 组成（即不同子网络具有不同数目的时间序列矩阵）。这种多元序列间动态耦合关系的度量，目前没有可用的直接度量方法。因此，本书进一步在第四章的多元相关分析方法 S 估计的启发下，发展了时变多元相关分析方法——WTCS，以便将每一个子网络看作一个整体，直接度量子网络间的动态交互关系。对其算法细节介绍如下。

假设一个子网络 X 有 P 个节点，另一个子网络 Y 有 Q 个节点，则 X 和 Y 的维数分别为 $P \times T$ 和 $Q \times T$。时变大尺度分析是将各子网络视为一个整体，探讨各子网络之间可能存在的动态耦合。这本质上是一个评估在空间方向上具有不同维数的两个时间序列矩阵（即 $X \in \mathbb{R}^{P \times T}$ 和 $Y \in \mathbb{R}^{Q \times T}$）之间整体动态耦合的问题。

S 估计根据协方差矩阵的信息熵特征来评估两组不同维数变量之间的相关性[157]，参见式（4-7）。由于协方差矩阵缺乏交互的动态信息，S 估计只能估计两者之间的静态耦合。为了进行时变相关性度量，首先要动态地表征子网络内、子网络间的交互关系。

　　WTC可以衡量两个序列的交叉小波变换在时频空间的相干性[193]。它是在小波交叉谱的基础上衍生出的能够度量信号间时频相干性的方法。在式（2-4）和式（2-8）的基础上，对于任意两信号x和y，其小波相干具有如下定义：

$$WTC^{xy}(f,t) = \frac{\left| Sm(W^{xy}(f,t)) \right|^2}{Sm\left(\left| W^x(f,t) \right|^2\right) Sm\left(\left| W^y(f,t) \right|^2\right)} \tag{5-1}$$

式中，$Sm(\ ) = Sm_f(Sm_t(\ ))$，表示时域和频域上的平滑算子。基于式（5-1），可以计算动态的自相干和互相干矩阵$\boldsymbol{dC}^{XX} \in \mathbb{R}^{P \times P \times T}$、$\boldsymbol{dC}^{YY} \in \mathbb{R}^{Q \times Q \times T}$、$\boldsymbol{dC}^{XY} \in \mathbb{R}^{P \times Q \times T}$和$\boldsymbol{dC}^{YX} \in \mathbb{R}^{Q \times P \times T}$。例如，$\boldsymbol{dC}^{XY}$可以计算如下：

$$\boldsymbol{dC}^{XY}(:,:,t) = \begin{bmatrix} WTC^{x_1 y_1}(t) & WTC^{x_1 y_2}(t) & \cdots & WTC^{x_1 y_Q}(t) \\ WTC^{x_2 y_1}(t) & WTC^{x_2 y_2}(t) & \cdots & WTC^{x_2 y_Q}(t) \\ \vdots & \vdots & \vdots & \vdots \\ WTC^{x_P y_1}(t) & WTC^{x_P y_2}(t) & \cdots & WTC^{x_P y_Q}(t) \end{bmatrix} \tag{5-2}$$

式中，$WTC^{x_p y_q}(t)$代表集合X的信号x_i和集合Y的信号y_i之间在频段Θ上的$WTC^{x_p y_q}(f,t)\big|_{f \in \Theta}$的均值。其中，$p = 1, \cdots, P$；$q = 1, \cdots, Q$。集合$\Theta$是自定义的，基于不同的$\Theta$范围，可以度量不同频段两组变量之间的动态相关性。基于WTC，度量两个子网络在每个时间点的所有动态自相干和互相干关系的三维矩阵$\boldsymbol{dC} \in \mathbb{R}^{(P+Q) \times (P+Q) \times T}$可以表征为

$$\boldsymbol{dC} = \begin{bmatrix} dC^{XX} & dC^{YY} \\ dC^{YX} & dC^{XY} \end{bmatrix} \tag{5-3}$$

　　这个矩阵表征了两组子网络序列组成的复杂系统的在当前时刻点的交互性和复杂性信息。显然，只需要进一步寻找可以在每个时刻点整合子网络内、子网络间的关系，以及表征两组子网络序列间关系的定量指标即可。

　　事实上，协方差度量可以被理解为对稳态系统的同步关系的刻画。而这里的$\boldsymbol{dC}$可以被理解为非稳态系统对不同时刻点同步关系的刻画。在不同的时刻点对应的$\boldsymbol{dC}$，本质上反映了不同时刻点对应的嵌入空间特性。因

此，可以对每个时刻点定义一个类S估计量，以度量当前时刻点下的嵌入空间维数信息。同样地，在每个时刻点，我们首先使用变换矩阵U_t将每个时刻点的dC变换为

$$dR = U_t * dC(:,:,t) * U_t'$$

$$U_t = \begin{bmatrix} dC^{XX}(:,:,t)^{-\frac{1}{2}} & O_{P \times Q} \\ O_{Q \times P} & dC^{YY}(:,:,t)^{-\frac{1}{2}} \end{bmatrix} \tag{5-4}$$

然后，结合4.2.4节中的S估计的定义，在t时刻点表征X和Y间的动态相关性的WTCS值可以被定义为

$$WTCS(t) = \frac{\log(P+Q) - \Pi}{\log(P+Q) - \Pi_{\min}} \tag{5-5}$$

式中，Π是对应当前X和Y的表征嵌入空间维数的类熵值，计算为

$$\Pi = -\sum_{k=1}^{P+Q} \overset{\circ}{\lambda_k} \log(\overset{\circ}{\lambda_k}) \tag{5-6}$$

式中，$\overset{\circ}{\lambda_k}$是$dR$的第$k$个归一化特征值，由$\lambda_k / \mathrm{tr}(dR)$计算得到；$\Pi_{\min}$为假定$X$和$Y$完全相关时（相关性最大），表征嵌入空间维数的类熵值，在每个时刻点都是固定的。$\Pi_{\min}$可以通过将下述矩阵带入式（5-6）计算得出：

$$\mathfrak{I} = \begin{bmatrix} I_{P \times P} & \vartheta \\ \vartheta & I_{Q \times Q} \end{bmatrix}, \vartheta = \begin{bmatrix} I_{P \times P} & O_{P \times (Q-P)} \end{bmatrix} \tag{5-7}$$

本章所提出的WTCS方法的计算流程可以总结为算法5-1。

算法5-1：基于WTCS的动态相关估计

输入：两组变量$X \in \mathbb{R}^{P \times T}$和$Y \in \mathbb{R}^{Q \times T}$，以及所选频段索引集$\Theta$

输出：WTCS向量$WTCS \in \mathbb{R}^{1 \times T}$

01. 初始化：$n=1, p_1=1, p_2=1, q_1=1, q_2=1, p=1, q=1$

02. For $p_1 = 1 \rightarrow P$ do

03.   For $p_2 = 1 \rightarrow P$ do

04.   计算 WTC：$WTC^{x_{p_1} x_{p_2}} \leftarrow WTC(x_{p_1}, x_{p_2})$

05. $dC^{XX}(p_1, p_2, :) \leftarrow mean(WTC^{x_{p_1} x_{p_2}}|_{s \in \Theta})$

06.   End for

---

07. End for

08. For $q_1 = 1 \rightarrow Q$ do

09.   For $q_2 = 1 \rightarrow Q$ do

10.   计算 WTC: $WTC^{y_{q_1}y_{q_2}} \leftarrow WTC(y_{q_1}, y_{q_2})$

11. $dC^{YY}(q_1, q_2, :) \leftarrow mean(WTC^{y_{q_1}y_{q_2}}|_{s \in \Theta})$

12.   End for

13. End for

14. For $p = 1 \rightarrow P$ do

15.   For $q = 1 \rightarrow Q$ do

16.   计算 WTC: $WTC^{x_p y_q} \leftarrow WTC(x_p, y_q)$

17. $dC^{XY}(p, q, :) \leftarrow mean(WTC^{x_p y_q}|_{s \in \Theta}), dC^{YX}(q, p, :) \leftarrow mean(WTC^{x_p y_q}|_{s \in \Theta})$

18.   End for

19. End for

20. $dC \leftarrow \begin{bmatrix} dC^{XX} & dC^{XY} \\ dC^{YX} & dC^{YY} \end{bmatrix}, \Im \leftarrow \begin{bmatrix} I_{P \times P} & \vartheta \\ \vartheta & I_{Q \times Q} \end{bmatrix}, \vartheta \leftarrow \begin{bmatrix} I_{P \times P} & O_{P \times (Q-P)} \end{bmatrix}$

21. $\prod_{min} \leftarrow \sum_{k_O = 1}^{P+Q} \overset{\circ}{\lambda}_{k_O} \log(\overset{\circ}{\lambda}_{k_O})$

22. For $t = 1 \rightarrow T$ do

23. $U \leftarrow \begin{bmatrix} (dC^{XX}(:,:,t))^{-1/2} & O_{P \times Q} \\ O_{Q \times P} & (dC^{YY}(:,:,t))^{-1/2} \end{bmatrix}, dR \leftarrow U * dC(:,:,t) * U^{'}$

24. $\prod \leftarrow -\sum_{k=1}^{P+Q} \overset{\circ}{\lambda}_k \log(\overset{\circ}{\lambda}_k)$

25. $WTCS(t) \leftarrow (\log(P+Q) - \prod)\big/(\log(P+Q) - \prod_{min})$

26. End for

27. 程序结束

附注5-A: WTC( ) 表示使用式（5-1）计算两个序列之间的 WTC 值，mean( ) 表示计算相关频段的平均值，$\overset{\circ}{\lambda}_{k_O}$ 是 O 的第 k 个归一化特征值。

5.2.4 脑电皮层大尺度dFNC

根据上述步骤，可以通过所提出的动态估计WTCS将每个子网络视为一个整体来评估两个子网络之间的动态耦合，实现dFNC网络构建。具体来说，对于N个功能子网络，$\boldsymbol{dFNC} \in \mathbb{R}^{N \times N \times T}$可以计算为

$$\boldsymbol{dFNC}(:,:,t) = \begin{bmatrix} WTCS_t^{F_1F_1} & WTCS_t^{F_1F_2} & \cdots & WTCS_t^{F_1F_N} \\ WTCS_t^{F_2F_1} & WTCS_t^{F_2F_2} & \cdots & WTCS^{F_2F_N} \\ \vdots & \vdots & \cdots & \vdots \\ WTCS_t^{F_NF_1} & WTCS_t^{F_NF_2} & \cdots & WTCS_t^{F_NF_N} \end{bmatrix} \tag{5-8}$$

式中，$WTCS_t^{F_mF_n}$表示两功能子网络间的动态相关性（即WTCS值）。其中，$m = 1, 2, \cdots, N; n = 1, 2, \cdots, N$。

算法5-2总结了利用WTCS构建EEG皮层大尺度dFNC的完整步骤。

算法5-2：利用WTCS构建EEG皮层大尺度dFNC

输入：EEG信号 $\Phi \in \mathbb{R}^{N_E \times T}$

输出：dFNC 矩阵 $dFNC \in \mathbb{R}^{N \times N \times T}$

01. 初始化：$m = 1$, $n = 1$

02. 源重构：$Po \leftarrow sLORETA(\Phi)$

03. 从源空间中提取时间序列：$F \leftarrow Extract\_TCs(Po)$

04. For $m = 1 \rightarrow N$ do

05.　　For $n = 1 \rightarrow N$ do

06.　　　计算WTCS：$dFNC(m, n, t) \leftarrow WTCS_t^{F_mF_n}$

07.　　End for

08. End for

09. 程序结束

附注5-B：sLORETA( )代表利用式(3-1)计算源活动，Extract_TCs( )提取子网络对应的时间序列，$WTCS^{F_mF_n}$利用算法5-1计算两个子网络之间的动态相关性。

此外，本书建议对WTCS进行基线校正，以避免潜在的伪连接的出现。基线校正步骤：首先，随机生成N个独立的高斯分布矩阵，其维度与N个子网络一致；然后，利用式（5-8）计算了N个独立高斯分布矩阵的相应dFNC矩阵。这一过程重复1 000次，将1 000个$dFNC$矩阵的平均值作为基线矩阵$dFNC_{baseline}$。将基线矩阵$dFNC_{baseline}$主对角线上的元素设为零。减去基线后，将$dFNC$作为最终的$dFNC$矩阵，代表所有子网络之间的动态同步。最后，所构建的$dFNC$可进一步用于分析大脑的大尺度动态交互机制。

5.3 实验

为了验证基于WTCS的脑电皮层大尺度dFNC构建的可靠性，以及基于其进行的大脑大尺度网络交互探究的潜在应用，本书首先设计了仿真实验以验证WTCS是否能够可靠地捕捉子网络间的动态交互关系；然后，基于真实P300脑电数据，进一步探索了P300大尺度网络交互的复杂机制。

5.3.1 实验一：仿真实验

（1）仿真步骤

本书预定义了由4个节点和4个阶段组成的dFNC网络模式，如图5-2所示。其中，网络和节点分别表示上述的dFNC网络和功能子网络。

在第1阶段，首先随机生成了两组独立的高斯分布变量$\mathbf{A} \in \mathbb{R}^{20 \times T_1}$和$\mathbf{B} \in \mathbb{R}^{20 \times T_1}$；然后$\mathbf{B}$乘以一个随机生成的变换矩阵$\mathbf{BC} \in \mathbb{R}^{30 \times 20}$，并将得到的$\mathbf{C} \in \mathbb{R}^{30 \times T_1}$乘以变换矩阵$\mathbf{CD} \in \mathbb{R}^{30 \times 30}$。三组变量$\mathbf{B}$、$\mathbf{C}$和$\mathbf{D} \in \mathbb{R}^{30 \times T_1}$保

持高度相关。

在第2阶段，随机生成 $\mathbf{A}\in\mathbb{R}^{20\times T_2}$ 和 $\mathbf{B}\in\mathbb{R}^{20\times T_2}$；然后分别乘以两个变换矩阵 $\mathbf{AD}\in\mathbb{R}^{30\times 20}$ 和 $\mathbf{BC}\in\mathbb{R}^{30\times 20}$，得到的变量 $\mathbf{D}\in\mathbb{R}^{30\times T_2}$ 和原始变量 $\mathbf{A}$ 保持高度相关。$\mathbf{C}\in\mathbb{R}^{30\times T_2}$ 和 $\mathbf{B}$ 也是如此。

在第3阶段，随机生成 $\mathbf{A}\in\mathbb{R}^{20\times T_3}$ 和 $\mathbf{B}\in\mathbb{R}^{20\times T_3}$；然后 $\mathbf{A}$ 乘以变换矩阵 $\mathbf{AC}\in\mathbb{R}^{30\times 20}$，$\mathbf{B}$ 乘以 $\mathbf{BD}\in\mathbb{R}^{30\times 20}$，得到的变量 $\mathbf{C}\in\mathbb{R}^{30\times T_3}$ 和 $\mathbf{D}\in\mathbb{R}^{30\times T_3}$ 分别与 $\mathbf{A}$ 和 $\mathbf{B}$ 保持高度相关。

在第4阶段，在随机生成 $\mathbf{A}\in\mathbb{R}^{20\times T_4}$ 和 $\mathbf{B}\in\mathbb{R}^{20\times T_4}$ 之后，$\mathbf{A}$ 乘以两个随机变换矩阵 $\mathbf{AC}\in\mathbb{R}^{30\times 20}$ 和 $\mathbf{AD}\in\mathbb{R}^{30\times 20}$，得到的变量 $\mathbf{C}\in\mathbb{R}^{30\times T_4}$ 和 $\mathbf{D}\in\mathbb{R}^{30\times T_4}$ 与原始集合 $\mathbf{A}$ 保持高度相关。

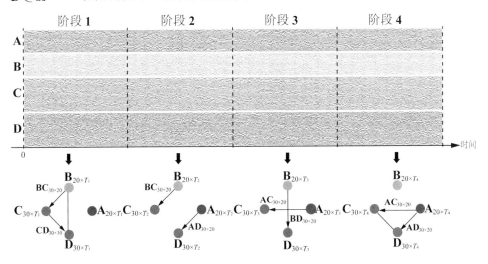

图5-2　预定义的dFNC网络模式

注：顶部的彩色波浪线是四个阶段的子网络序列。颜色相同的线条表示序列属于同一子网络。图的底部是四个阶段的预定义FNC网络。彩色实心圆是四个子网络（节点），其颜色与上述序列的颜色一致。黑色箭头及其旁边的文字表示两个子网络之间的转换，黑线表示间接相关。下标标示了矩阵的维数信息。

每个阶段产生的信号都被归一化为统一的尺度，并在4个阶段中沿时间维度进行串联，从而得到与预定义的dFNC结构相对应的4组维度不同、总数据长度相同的子网络时间序列。

考虑到信噪比是构建dFNC的主要干扰因素，本书主要测试了所提出的WTCS在不同噪声水平下的鲁棒性。基于预定义的dFNC网络，通过控制噪声功率，在4个节点的所有仿真时间序列中分别加入0 dB、5 dB、10 dB和15 dB的高斯噪声。这些信噪比条件不仅适用于dFNC构建，也适用于许多其他应用。随后，利用WTCS方法计算在每个噪声条件下的dFNC矩阵（维数为$4 \times 4 \times 500$）。为保证仿真的可靠性，将上述仿真过程重复200次，生成200次仿真结果。

（2）性能评估

为了检验WTCS恢复预定义网络结构的性能，同样从网络拓扑结构观察和定量指标评估两个方面证明WTCS在dFNC构建上的表现。具体来说，在每一次实验结果的每个时刻点上，保留连接矩阵里面的前K条连接形成恢复的网络连接结构。在本章中，阶段1和阶段4的K为3，阶段2和阶段4的K为2。然后，为了进行定量评估，本书也采用了与2.3.1节同样的方式，计算每次实验WTCS估计的dFNC网络的每个时刻点的CRR值度量网络估计的一致性。

5.3.2 实验二：脑电实验

（1）P300脑电数据

本章的P300数据集的被试、采集和预处理等信息与第三章一致，具体信息请参考3.3.1节。

（2）ROI和子网络定义

本章的ROI和子网络定义与第四章一致，请参考4.4.2节。

（3）dFNC构建和分析

基于得到的12个子网络的多维时间序列，利用5.2节中的dFNC计算方法构建每个被试的大尺度dFNC，得到27个无向加权dFNC矩阵（12×12×500）。考虑到P300的处理过程主要涉及[0 ms, 600 ms]内的处理，本书的dFNC分析主要关注发生于这段时间内的大尺度网络变化。

为了避免计算陷阱，在dFNC基线校正过程中产生的负值（这表明相关性低于随机不相关的情况）被设置为零。然后，基于P300相关的dFNC矩阵，同样使用2.3.2节提到的BCT工具箱计算每个被试在每个时间点的四个属性[89]，即聚类系数（clustering coefficients，CC）、特征路径长度（characteristic path length，CPL）、全局效率（global efficiency，GE）和局部效率（local efficiency，LE），以定量度量大脑整体的信息处理效率的动态变化趋势[194]。在BCT工具箱中，四个属性的计算表达式如下：

$$CPL(t) = \frac{1}{N} \sum_{m \in \Omega} \frac{\sum_{n \in \Omega, n \neq m} d^w_{mn}(t)}{(N-1)} \tag{5-9}$$

$$GE(t) = \frac{1}{N} \sum_{m \in \Omega} \frac{\sum_{n \in \Omega, n \neq m} (d^w_{mn}(t))^{-1}}{(N-1)} \tag{5-10}$$

$$CC(t) = \frac{1}{N} \sum_{m \in \Omega} \frac{\sum_{n,h \in \Omega} (w_{mn}(t) w_{mh}(t) w_{nh}(t))^{1/3}}{\left(\sum_{n \in \Omega} w_{mn}(t)\right)\left(\left(\sum_{n \in \Omega} w_{mn}(t)\right) - 1\right)} \tag{5-11}$$

$$LE(t) = \frac{1}{2} \sum_{m \in \Omega} \frac{\sum_{n,h \in \Omega, n \neq m} (w_{mn}(t) w_{mh}(t) [d^w_{nh}(\Omega_m, t)])^{1/3}}{\left(\sum_{n \in \Omega} w_{mn}(t)\right)\left(\left(\sum_{n \in \Omega} w_{mn}(t)\right) - 1\right)} \tag{5-12}$$

式中，Ω 是 t 时刻点由所有FNC节点组成的集合；N 代表集合 Ω 中节点的总数；$d^w_{mn}(t)$ 和 $w_{mn_n}(t)$ 分别表示 t 时刻点加权FNC中节点 m 和 n 之间的加权最短路径长度和连接强度。

随后，本书进一步研究大尺度FNC网络拓扑的动态变化。将所有27名被试的dFNC矩阵的平均值作为与P300相关的最终dFNC。与以往研究一致[88]，FNC中相关性排前20%的连接形成了大尺度dFNC网络。同时，利用BCT

工具箱计算并呈现了评估每个子网络中心性的度，以更好地表征dFNC网络的演变特征。度具体计算如下：

$$D_m(t) = \sum_{n \in \Omega} e_{mn}(t) \tag{5-13}$$

式中，$e_{mn}(t)$表示在特定时刻点二值化dFNC网络中子网络m和n之间的连接状态。如果存在连接，则$e_{mn}(t) = 1$。

5.4 结果

5.4.1 仿真结果

图5-3展示了在不同信噪比条件下，200次仿真实验中的WTCS估计网络的拓扑结构分布情况。每一行呈现了在特定信噪比下，FNC网络在四个阶段中的模式变化。如图5-3所示，随着信噪比的增加，错误恢复的连接减少，预定义的网络结构变得更加突出。当信噪比高于0 dB时，只有少量的伪连接。而即便是在信噪比最低（0 dB）的情况下，虽然有相当多的连接被错误地重构，但预定义的网络结构仍然可以清晰地被观察到。

在dFNC网络估计性能的定量评估上，如图5-4所示，200次仿真实验的CRR均值随着信噪比的提高而增大，而相应的标准差随着信噪比的增加而减小。除了开始、结束，以及两阶段之间的切换过程，CRR都保持很高的值。尤其是，当信噪比大于0 dB时，CRR接近1。整个时间过程的平均CRR也保持很高的值（大于0.6），并随着信噪比的增大而增大；整个时间过程的平均标准差也保持较低的值，并随着信噪比的增大而减小（表5-1）。

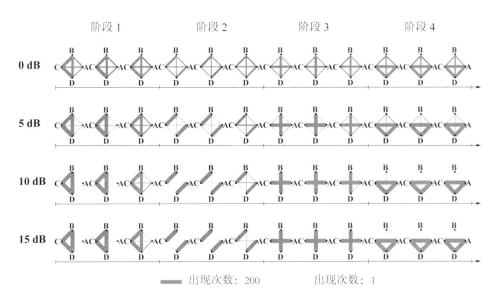

图5-3　在不同噪声条件下重构的dFNC网络

注：红线表示节点之间的连接，线的粗细表示在200次仿真实验中估计出该连接的次数。四个阶段的演变以40个采样点为间隔呈现。

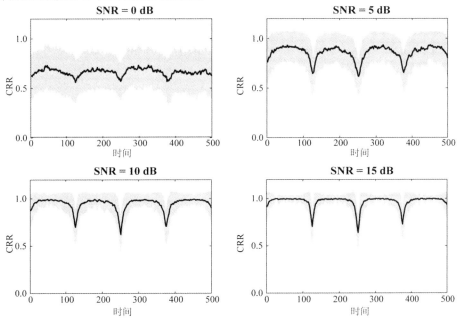

图5-4　不同信噪比条件下的时变CRR

注：黑色实线表示重构网络在200次仿真实验中的时变CRR均值。阴影部分为相应的标准差。

表5-1　平均CRR随信噪比变化的变化

信噪比		SNR			
		0 dB	5 dB	10 dB	15 dB
S估计	μ	0.664 8	0.860 6	0.945 6	0.967 2
	σ	0.045 1	0.034 0	0.017 3	0.012 3

5.4.2　P300脑电皮层dFNC

基于所构建的P300皮层大尺度dFNC，本书首先观察了dFNC网络属性的变化趋势。这里，Cz电极（P300成分通常出现的电极[14]）处记录的ERP波形也同步呈现，以便于直观地对比dFNC网络属性变化趋势和头表ERP变化趋势的一致性和区别。这里，考虑到网络属性和头表ERP波形的幅度不一致，对dFNC网络属性和ERP都使用Z分数标准化到统一的尺度，以便更好地可视化结果。如图5-5所示，与头表P300 ERP波形变化类似，dFNC的网络属性CC、GE、LE相继出现了两个正峰，CPL出现了两个负峰。值得注意的是，第二个峰位于[300 ms，500 ms]内，这个时间区间与头表P300成分出现的区间是一致的[14]。这里，我们把它命名为"类P3"峰，以便和头表成分相区分。

基于网络属性的变化，本书进一步基于成本阈值策略观察了大尺度FNC网络拓扑的动态变化细节。如图5-6所示，在整个过程中，几乎所有的功能子网络都被涉及了。其中，与MRN、CereN、DAN、DMN相连的连接边是密集且稳定地存在。根据网络属性中出现的两个峰，可以将整个P300相关过程分为三个阶段：在第一阶段，VAN、DAN和CereN起着中枢节点的作用；在第一个峰之后的第二阶段，与VAN相连的边减少，取而代之的是DMN成为中枢节点；在第三阶段，DAN的中枢效应不再稳定。此外，还有两点值得注意：一个是在"类P3"峰附近，MRN发挥了中枢节点的作用，其连接达到了顶峰；另一个是与SN相关的连接在第一阶段减少到零，在第二阶段开始出现并增加，在第三阶段保持稳定和密集的连接。

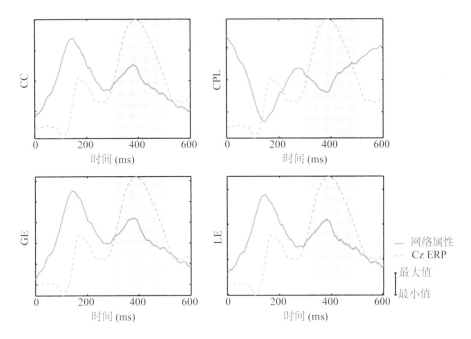

图 5-5 P300 大尺度 FNC 属性的动态变化（红线）

注：其中，浅灰色方框表示头皮 ERP 中 P300 成分一般出现的时间窗。为便于比较，还给出了 Cz 处的头表 ERP 波形（红色虚线）。

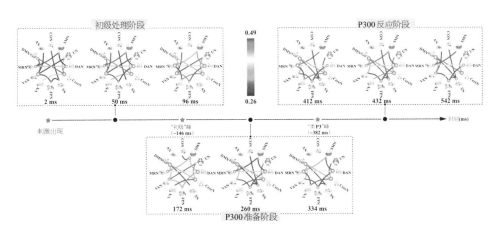

图 5-6 P300 大尺度皮 dFNC 网络

注：dFNC 网络中的灰球和彩色实线分别表示功能子网络和连接强度前 20% 的连接。小球越大，则与该子网络连接的边越多，度越大。连接边的不同颜色表征了相应连接的同步强度值。黑色长箭头代表时间。

5.5 讨论

EEG皮层大尺度dFNC为理解复杂的大脑活动提供了更宏观的动态层面上的观察。针对时变多元相关分析面临的严峻挑战和噪声干扰，本书提出了一种新的鲁棒时变多元相关分析方法——WTCS，用于捕捉两组不同维数信号之间的动态同步活动，并给出了构建EEG皮层大尺度dFNC的工作流程。通过仿真研究和在真实EEG数据集（P300）上的应用，验证了WTCS在脑电皮层大尺度dFNC构建上的潜力。

仿真结果首先证明了WTCS在度量dFNC交互上的可靠性和鲁棒性。在WTCS估计的dFNC网络中，随着信噪比的提高，错误估计的连接数明显减少（图5-3）。每个时刻点CRR的均值和标准差（图5-4）随着信噪比的提高分别升高和降低，四个阶段的CRR均值和标准差（表5-1）也随着信噪比的提高分别升高和降低。这些现象一致表明信噪比在一定程度上影响WTCS的性能。当信噪比高于0 dB时，只有少量伪连接出现（图5-3），且单个时刻点的CRR和四个阶段的平均CRR都保持了较高的值（图5-4和表5-1）。即使在0 dB条件下，预定义的网络结构仍然可以在估计的网络中被很好地观察到（图5-3）。这表明本文所提出的WTCS具有鲁棒性和抗噪性，从而即使在低信噪比条件下也能恢复预定义dFNC中的时变交互模式。WTCS将相关分析从静态扩展到动态分析，从一元扩展为多元，使得具有精细时间分辨率的EEG皮层大尺度dFNC构建成为可能。

P300的产生涉及复杂且快速变化的信息加工过程，如刺激信息的接收与整合、注意力与记忆加工、决策与执行等[14, 169, 195]。本书进一步采用所提出的基于WTCS的皮层dFNC构建方法构建了P300脑电皮层大尺度dFNC。在此基础上，基于多种网络测量方法，研究了毫秒尺度下P300的动态大尺度信息交换。

网络属性定量地测量了大脑网络的整体组织效率，并进一步评估了大脑工作效率和资源占用[194]。本书主要关注了dFNC网络的时变CC、CPL、GE和LE，它们分别测量了网络内全局/局部的信息传输效率。CC、GE、LE越高、CPL越小则表示网络的信息处理效率越高。dFNC网络属性进一步描述了大脑在认知过程中的宏观和动态工作效率。如图5-5所示，时变的CC、GE、LE有两个正峰，CPL有两个负峰；第一个峰值最高，占据了N1、P2、N2等多个传统头表ERP外源性感觉处理相关成分的时间窗。这些ERP成分与多种功能密切相关，包括与刺激相关的信息接收、整合、冲突监测和门控，而这些功能的实现需要调动广泛的脑区进行共同整合[13, 14, 195-197]。换句话说，大脑需要调用大量的资源来执行这些"初级"功能，以处理伴随着大量冗余信息的刺激输入。"初级"峰的出现可能表征了这一涉及广泛认知处理的阶段调动了最高的大脑资源。图5-5中的第二个峰与"初级"峰相比属性值较小，位于[300 ms，500 ms]范围内。由于该窗口是P300成分通常出现的时间窗[14]，本书将其视为dFNC属性中的P300成分。这里，称其为大尺度网络属性的"类P3"峰，以区别于头表P300成分。经过信息整合和门控后，大脑中更为特异的内源性加工就会诱发P300反应。这个过程是一种特异的、专门的处理过程，因此可能不需要像"初级"峰那样调动太多的大脑资源[195]。在P300任务中，早期和晚期成分的不同作用可以很好地反映在dFNC分析中的时变属性上。

功能子网络在P300过程中的dFNC网络具体交互模式也存在动态演变特点。如图5-6所示，在整个过程中，dFNC网络拓扑几乎涉及所有的子网络，以各司其职、彼此交流地支撑P300认知的产生。其中，MRN、CereN、DAN、DMN的贡献稳定且突出，具有较多与之相连的连接。MRN与P300任务高度参与的记忆检索有关[21, 198]。越来越多的研究强调了CereN的非运动功能，如记忆、注意力、执行控制和情绪等，并揭示了它们在P300过程中的重要作用[173, 185]。相关研究显示，DAN是P300的产生源，与目标定向注意、内源性注意控制、自上而下调节密切相关[199-201]。最近的相关研究也为DAN参与外源性注意过程提供了证据[202]。DMN主导的高效全局工作空间已在多种任务过程中被多次强调[147, 170]。这种由DMN作为hub节点的FNC结构与典型的静息态FNC网络高度相似。已有多项研究表明了这种相似性，并认为静息态是任务脑活动的基础，而任务脑通常是相应静息态大脑微调的结果[38, 170, 171, 203]。因此，DMN的高度中心性是自然而然的，且这种由DMN调节的网络结构并不会在任务过程中频繁发生剧烈变化。综上，由DAN、DMN、MRN和CereN高度参与的稳定的FNC网络结构是涉及高度记忆和注意力机制的P300任务过程实现的基础。

然而，尽管大尺度网络不会发生过于剧烈的变化，但仍旧存在显著的动态拓扑演变。"初级"峰和"类P3"峰可以很好地区分整个过程。在第一阶段，除了DAN、DMN、MRN和CereN具有较多与dFNC网络拓扑相连的连接外，VAN也涉及较多连接，并与DAN和CereN一起充当枢纽节点。VAN负责刺激驱动和外源性注意加工[199, 200, 202]，是指示刺激显著性和内部目标的动态相互作用的警报系统[204]，这与任务早期主要涉及与刺激相关的外源性"初级加工"的诉求一致。在"初级"峰之后，dFNC网络中与DMN相连的连接边增加，与VAN相连的连接边减少，最终DMN代替了VAN，成为新的枢纽节点。DMN与自传记忆和自我参照等内源性活动密切相关[98]。作为"类P3"峰之前的P300准备阶段[195, 205]，DMN和VAN的中枢角色的交换反映了从刺激相关过程到P300特异内源性过程的转变。随后，DAN的中枢效应变得不稳定，这与P300反应过程涉及较少与刺激相关的记忆加工这一趋势相一致[195, 205]。此外，MRN和SN的活动也引起了本书的注意。与MRN相连的连接在"类P3"峰附近达到最大值，这可能与参与心理计数和目标刺激处理的记忆加工有关[13]。与SN相关的连接（SN-DMN、SN-CON、SN-FPN）在初级加工阶段减少并消失，然后在P300准备阶段再次开始出现并逐渐增加，最后在P300反应阶段保持稳定。SN关注外部刺激或内部心理事件的显著性分配，与冲突监测、感知决策等认知过程相关[98, 206]。CON 和 FPN 都是任务控制网络，CON 与冲突、错误等过程的任务执行、决策、控制、抑制、注意力资源调配等有关；FPN 主要与灵活性、工作记忆、刺激导向的注意等复杂任务的规划、执行、控制等处理有关[21, 207-209]。SN 对 DMN 的调控至关重要[210]，并会驱动 DMN 和 FPN 之间的转换[211]。因此，以 SN 为中心的 FNC 网络结构变化可能会引起三个阶段中的"准备-外源性-内源性-准备"过程，并与决策过程 DMN 与任务控制网络之间的调节相关。

基于 WTCS 的脑电皮层大尺度 dFNC 构建，将研究从低空间分辨率的低层级头表脑电分析推向高空间分辨率的皮层源宏观高层级大尺度组织，将 FNC 分析从静态推广到动态场景。这使得以相当高的时间和空间分辨率探测大脑活动成为可能，为理解我们的大脑如何组织各功能子网络交互实现高效的任务处理提供了独特的见解，有利于进一步推动了大脑启发的人工神经网络的发展。考虑到时变多元相关分析问题是信号处理学科中常见的难题，广泛存在于遗传学、经济学、机械和化学工程等领域[212-214]，本书所提出的 WTCS 相关领域也具有巨大的应用潜力。

5.6 本章小结

本书提出了构建脑电皮层大尺度 dFNC 来挖掘大脑内动态的大尺度信息处理。具体而言，我们发展了一种时变多元相关分析方法——WTCS，攻克了 dFNC 构建最具挑战性的难题——捕获具有不同维度的功能子网络之间的动态耦合，并给出了详细的脑电皮层大尺度 dFNC 构建流程。仿真结果表明，本书所提出的 WTCS 方法具有良好的鲁棒性和抗噪声性，是度量 dFNC 交互的可靠方法。在脑电 P300 数据中的应用进一步证明了采用基于 WTCS 的工作流构建脑电大尺度皮质 dFNC 的可行性。具体来说，研究揭示了大尺度dFNC网络属性中存在的与头表P300过程一致的"初级"峰和"类P3"峰。同时，从两个峰分隔的三个阶段揭示了有意义的dFNC网络演化，即MRN、CereN、DMN和DAN所主导的稳定网络结构，以及DAN、VAN、DMN、MRN、SN等网络在三个阶段的特异性表现。本书为脑电皮层大尺度dFNC和涉及时变多元相关分析问题的广泛领域提供了新的解决方案，为研究大脑的大尺度动态活动和推动高效的脑启发人工神经网络的发展提供了新的见解。

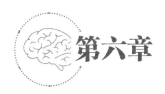

第六章

总结与展望

大脑运作的非孤立性和大尺度网络交互特性已经受到广泛认可。大尺度网络也被认为是解开大脑功能奥秘和认知功能动态变化的关键。脑电作为一种非侵入性的大脑活动记录技术，具有高时间分辨率和易操作性。基于脑电的大尺度网络构建有望提供对大脑复杂大尺度交互的高时-空分辨率刻画，为理解大脑高效运作机制和疾病致病机理提供了独到的思路和见解。

6.1 总结

本书旨在针对脑电具有的复杂生理特性，发展能够在噪声干扰、非稳态性、容积效应和空间信息模糊等因素影响下的鲁棒大尺度网络构建方法，实现对大脑大尺度动态交互的可靠刻画。本书的核心工作可以总结如下。

①提出非参数、鲁棒的时变有向网络构建方法——ndGCMSF，以在融合多空间频谱特征实现鲁棒的非参数网络估计的同时，解决传统方法受先

验模型约束而偏离实际的问题。通过系统仿真和真实脑电实验验证了其在耐噪性和动态大脑网络变化捕捉方面的优越性。此外，ndGCMSF 还揭示了偏瘫患者运动过程中大尺度网络的偏侧性机制，其所构建网络的衍生特征可作为偏瘫类型诊断和患者运动功能评估的可靠指标。本书为无约束、鲁棒地探寻真实大脑动态因果交互提供了新的可靠方法，为偏瘫病人的客观诊断评估提供了潜在的工具。

②提出基于 BNMF 的从脑电源成像技术重构的皮层源活动识别功能子网络并构建皮层 FNC 的方法，以实现在更高的空间分辨率下探索大尺度高层级宏观交互，克服头表脑电网络面临的容积效应和空间信息模糊等局限性。本书识别了 P300 和 UG 决策过程涉及的功能子网络，相对于传统 ICA 方法，具有更清晰合理的非负分布。此外，基于 BNMF 的决策 FNC 分析揭示了决策过程中的层级大尺度网络交互机制，包括由 pDMN 主导的高效工作空间，以及不同决策行为下独特的大尺度网络互动。本书首次实现了生理合理的脑电非负子网络提取，为探索脑电大尺度皮层 FNC 提供了可靠途径。

③提出结合脑电源成像和先验脑图谱，采用 S 估计度量具有多元时间序列的子网络间交互的大尺度 FNC 构建，以实现可重复、稳健的大尺度网络构建。基于与仿真研究证明了 S 估计在低信噪比和短数据长度等情况下会表现出强鲁棒性。此外，S 估计构建的 FNC 网络揭示了与注意力、记忆等认知过程密切相关的事件相关电位成分 P300 产生的生理机制，特别是其揭示了小脑网络在 P300 诱发过程中的重要作用。

④提出能够度量具有多元时间序列子网络间动态交互关系的多元时变相关分析方法——WTCS，并在此基础上发展出对应的脑电皮层大尺度 dFNC 构建方法，将基于图谱的 FNC 分析拓展至动态场景。本书证明了 WTCS 在 dFNC 刻画上的鲁棒性，基于 WTCS 的 dFNC 网络分析进一步揭示了高效大尺度网络组织涉及的"初级"峰和"类 P3"峰，以及由两个峰值所区分的 P300 诱发三个阶段的大尺度功能子网络间的特异性交互变化。本书弥补了

将子网络作为一个整体，实时、动态刻画子网络间交互方法缺乏的问题，成功实现脑电dFNC网络分析从无到有的跨越。

本书为基于脑电的大尺度网络从头表到皮层、低层级节点到高层级宏观交互、静态到动态的不同角度的刻画提供了系列可靠工具，有望为大脑复杂网络机制的研究提供更多深入的洞察，并在神经科学和临床医学领域发挥积极作用。此外，本书所提出的多种方法在脑电以外的广泛领域涉及复杂交互刻画时也具有应用潜力，如ndGCSMSF是刻画时变有向交互的重要工具，BNMF也可用于fMRI子网络提取，WTCS可以刻画多种类型信号的多元动态关系等。

6.2 展望

尽管本书围绕脑电大尺度网络构建，从非参估计、皮层高层级宏观交互涉及的子网络提取、子网络关系度量等多方面做出了努力，并取得了一些令人鼓舞的进展，但是脑电大尺度网络的研究仍然有巨大的进步空间。在未来的研究中，研究者将继续关注以下几个方面的发展，以推动这一领域的深化。

①对脑电大尺度网络构建的进一步深化。未来的研究应该进一步深化脑电大尺度网络构建的方法和理论基础；探索更多的数学模型和算法，更准确、可靠地描述大脑网络的结构和动态特征。这包括对脑电数据的更精确的建模，以解决噪声、非稳态性和容积效应等挑战；拓展脑电大尺度网络构建场景，在更高维度的头表脑电的、更细致的大脑皮层活动刻画的基础上，探索更加细致的大尺度层级交互；进一步提高脑电大尺度网络建模的稳定性和可重复性，以更好地适应不同脑状态和个体差异；探索不同脑电节律和波形特性对大尺度网络的影响，以更全面地理解大脑功能的多样

性；探索不同层级大尺度网络交互的复杂关系，以及整合多层级交互解读大脑网络的复杂运作机制等。

②探索大脑网络与人工神经网络的结合。作为一种生物网络，脑电大尺度网络与人工神经网络具有内在的联系。提高人工神经网络的强大数据挖掘能力有利于更好地表征脑电大尺度网络交互，而对脑电大尺度网络的理解有利于理解大脑高效率运作的奥秘，从而为人工神经网络发展提供启发，尤其是从高时间分辨率的角度。因此，本书建议关注脑电大尺度网络与人工神经网络的结合，在实现更加可靠的大脑网络挖掘的同时，探索如何借鉴大脑网络的拓扑结构和动态原理以改进机器学习和深度学习算法，实现更智能的计算系统。

③推动脑电大尺度网络构建的认知临床应用。脑电的易操作、易使用等特性赋予了其在广泛场景下使用的能力。因此，推广本书所发展的脑电大尺度网络构建方法的应用范围具有进一步惠及多种认知、临床、工程领域的潜力。为了推广所发展方法，未来研究应注意以下几个方面：更广泛地对认知、情感和疾病进行研究，为神经科学和临床医学提供更多的支撑；发展更先进的数据处理和分析工具，以应对大规模脑电数据的挑战，以及更好地理解大脑的复杂网络机制；进一步探索大尺度网络特征在理解和干预认知疾病，发掘基于脑电网络的生物标志物，针对疾病早期诊断和治疗评估开发对应的在线系统，为患者提供个性化的医疗服务。

④促进多模态数据整合。一方面，本书所发展的脑电网络构建方法具有在其他成像数据分析领域的应用潜力；另一方面，大脑的多种成像方式提供了刻画大脑活动的互补信息（如脑电和磁共振成像就分别在时间和空间分辨率上实现了互补）。因此，将脑电数据与其他神经影像学数据（如功能性磁共振成像、脑磁图、结构磁共振成像等）进行整合，结合本书所提出的脑电网络构建方法，可以发展新的适用于度量多模态大尺度交互的新方法，探索多模态数据下的大尺度脑网络交互，有望为大脑网络的研究提供更全面、深刻的见解。

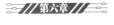

　　在未来的工作中,研究人员应不断努力,以推动脑电大尺度网络构建领域的进一步发展,为神经科学和临床医学领域提供更多的理论知识和技术工具,从而应该更好地理解大脑网络的功能和疾病机制。这一领域充满挑战,但也充满希望,期待在未来的研究中取得更多的突破。

参 考 文 献

[1] LYNN C W, BASSETT D S. The physics of brain network structure, function and control[J]. Nature Reviews Physics, 2019, 1(5): 318-332.

[2] PARK H J, FRISTON K. Structural and functional brain networks: from connections to cognition[J]. Science, 2013, 342(6158): 579.

[3] BRESSLER S L, MENON V. Large-scale brain networks in cognition: emerging methods and principles[J]. Trends in Cognitive Sciences, 2010, 14(6): 277-290.

[4] HASSABIS D, KUMARAN D, SUMMERFIELD C, et al. Neuroscience-inspired artificial intelligence[J]. Neuron, 2017, 95(2): 245-258.

[5] QIAO H, XI X, LI Y, et al. Biologically inspired visual model with preliminary cognition and active attention adjustment[J]. IEEE Transactions on Cybernetics, 2015, 45 (11): 2612-2624.

[6] GIBBS F A, DAVIS H, LENNOX W G. The electro encephalogram in epilepsy and in conditions of impaired consciousness[J]. American Journal of EEG Technology, 1968, 8(2): 59-73.

[7] SCHOMER D L, LOPES DA SILVA F H. Niedermeyer's electroencephalography: basic principles, clinical applications, and related fields[M]. Oxford: Oxford University Press. 2017.

[8] HASSAN M, WENDLING F. Electroencephalography source connectivity: aiming for high resolution of brain networks in time and space[J]. IEEE Signal Processing Magazine, 2018, 35(3): 81-96.

[9] ENGEL A K, FRISTON K, KELSO J A S, et al. Dynamic coordination in the brain: from neurons to mind[M]. Cambridge: The MIT Press. 2010.

[10] AKAM T, KULLMANN D M. Oscillatory multiplexing of population codes for selective communication in the mammalian brain[J]. Nature Reviews Neuroscience, 2014, 15(2): 111-122.

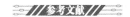
[11] CANOLTY R T,EDWARDS E,DALAL S S,et al. High gamma power is phase-locked to theta oscillations in human neocortex[J]. Science,2006,313(5793):1626-1628.

[12] SEDLEY W, FRISTON K J, GANDER P E, et al. An integrative tinnitus model based on sensory precision[J]. Trends in Neurosciences,2016,39(12):799-812.

[13] LUCK S J, KAPPENMAN E S. The Oxford handbook of event-related potential components[M]. Oxford: Oxford University Press. 2011.

[14] POLICH J. Updating P300: an integrative theory of P3a and P3b[J]. Clinical Neurophysiology,2007,118(10):2128-2148.

[15] LI F, WANG J, LIAO Y, et al. Differentiation of schizophrenia by combining the spatial EEG brain network patterns of rest and task P300[J]. IEEE Transactions on Neural Systems and Rehabilitation Engineering,2019,27(4):594-602.

[16] HUANG W , ZHANG P , YU T , et al. A P300-based BCI system using stereo-electroencephalography and its application in a brain mechanistic study[J]. IEEE Transactions on Biomedical Engineering,2021,68(8):2509 - 2519.

[17] GEHRING W J,WILLOUGHBY A R. The medial frontal cortex and the rapid processing of monetary gains and losses[J]. Science,2002,295(5563):2279-2282.

[18] BANDETTINI P A. Twenty years of functional MRI: the science and the stories[J]. NeuroImage,2012,62(2):575-588.

[19] MENON V. Developmental pathways to functional brain networks: emerging principles[J]. Trends in Cognitive Sciences,2013,17(12):627-640.

[20] BISWAL B, ZERRIN YETKIN F, HAUGHTON V M, et al. Functional connectivity in the motor cortex of resting human brain using echo-planar MRI[J]. Magnetic Resonance in Medicine,1995,34(4):537-541.

[21] POWER J D, COHEN A L, NELSON S M, et al. Functional network organization of the human brain[J]. Neuron,2011,72(4):665-678.

[22] ZHANG T,WANG F,LI M,et al. Reconfiguration patterns of large-scale brain networks in motor imagery[J]. Brain Structure and Function,2019,224(2):553-566.

[23] MESULAM M M. From sensation to cognition[J]. Brain,1998,121(6):1013-1052.

[24] MANTINI D,PERRUCCI M G,DEL GRATTA C,et al. Electrophysiological signa-

tures of resting state networks in the human brain[J]. Proceedings of the National Academy of Sciences, 2007, 104(32): 13170-13175.

[25] SUN J, LIU Z, ROLLS E T, et al. Verbal creativity correlates with the temporal variability of brain networks during the resting state[J]. Cerebral Cortex, 2018, 29(3): 1047-1058.

[26] ALLEN E A, Damaraju E, Plis S M, et al. Tracking whole-brain connectivity dynamics in the resting state[J]. Cerebral Cortex, 2014, 24(3): 663-676.

[27] BARRETT L F, SATPUTE A B. Large-scale brain networks in affective and social neuroscience: towards an integrative functional architecture of the brain[J]. Current Opinion in Neurobiology, 2013, 23(3): 361-372.

[28] SMALLWOOD J, BERNHARDT B C, LEECH R, et al. The default mode network in cognition: a topographical perspective[J]. Nature Reviews Neuroscience, 2021, 22(8): 503-513.

[29] SAKKALIS V. Review of advanced techniques for the estimation of brain connectivity measured with EEG/MEG[J]. Computers in Biology and Medicine, 2011, 41 (12): 1110-1117.

[30] FRISTON K J, HARRISON L, PENNY W. Dynamic causal modelling[J]. NeuroImage, 2003, 19(4): 1273-1302.

[31] DHAMALA M, RANGARAJAN G, DING M. Estimating Granger causality from fourier and wavelet transforms of time series data[J]. Physical Review Letters, 2008, 100(1): 018701-018704.

[32] SCHREIBER T. Measuring information transfer[J]. Physical Review Letters, 2000, 85(2): 461-464.

[33] RAZI A, FRISTON K J. The connected brain: causality, models, and intrinsic dynamics[J]. IEEE Signal Processing Magazine, 2016, 33(3): 14-35.

[34] YUN J Y, BOEDHOE P S W, VRIEND C, et al. Brain structural covariance networks in obsessive-compulsive disorder: a graph analysis from the enigma consortium[J]. Brain, 2020, 143(2): 684-700.

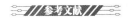
[35] LIU Z, PALANIYAPPAN L, WU X, et al. Resolving heterogeneity in schizophrenia through a novel systems approach to brain structure: individualized structural covariance network analysis[J]. Molecular Psychiatry, 2021, 26(12): 7719-7731.

[36] JIANG L, PENG Y, HE R, et al. Transcriptomic and macroscopic architectures of multimodal covariance network reveal molecular-structural-functional co-alterations [J]. Research, 2023, 6: 0171.

[37] BETZEL R F, FASKOWITZ J, SPORNS O. Living on the edge: network neuroscience beyond nodes[J]. Trends in Cognitive Sciences, 2023, 27(11): 1068-1084.

[38] LI F, YI C, SONG L, et al. Brain network reconfiguration during motor imagery revealed by a large-scale network analysis of scalp EEG[J]. Brain Topography, 2019, 32(2): 304-314.

[39] LI F, YI C, LIAO Y, et al. Reconfiguration of brain network between resting state and P300 task[J]. IEEE Transactions on Cognitive and Developmental Systems, 2021, 13(2): 383-390.

[40] TÓTH B, URBÁN G, HÁDEN G P, et al. Large-scale network organization of EEG functional connectivity in newborn infants[J]. Human Brain Mapping, 2017, 38 (8): 4019-4033.

[41] NUNEZ P L. Toward a quantitative description of large-scale neocortical dynamic function and EEG[J]. Behavioral and Brain Sciences, 2000, 23(3): 371-398.

[42] WILKE C, DING L, HE B. Estimation of time-varying connectivity patterns through the use of an adaptive directed transfer function[J]. IEEE Transactions on Biomedical Engineering, 2008, 55(11): 2557-2564.

[43] SI Y, WU X, LI F, et al. Different decision-making responses occupy different brain networks for information processing: a study based on EEG and TMS[J]. Cerebral Cortex, 2019, 29(10): 4119-4129.

[44] LI F, PENG W, JIANG Y, et al. The dynamic brain networks of motor imagery: time-varying causality analysis of scalp EEG[J]. International Journal of Neural Systems, 2019, 29(1): 1850016.

[45] COBB W, LONDON G B, Gastaut H, et al. Report of the committee on methods of clinical examination in electroencephalography[J]. Electroencephalography and Clinical Neurophysiology, 1958, 10(2): 370-375.

[46] URIGÜEN J A, Garcia-Zapirain B. EEG artifact removal—state-of-the-art and guidelines[J]. Journal of Neural Engineering, 2015, 12(3): 031001.

[47] JUNG T P, MAKEIG S, HUMPHRIES C, et al. Removing electroencephalographic artifacts by blind source separation[J]. Psychophysiology, 2000, 37(2): 163-178.

[48] BULLOCK M, JACKSON G D, ABBOTT D F. Artifact reduction in simultaneous EEG-fMRI: a systematic review of methods and contemporary usage[J]. Frontiers in Neurology, 2021, 12: 622719.

[49] 李沛洋. 基于Lp(0<p≤1)范数的脑电分析方法研究[D]. 成都: 电子科技大学, 2018.

[50] GAO X, HUANG W, LIU Y, et al. A novel robust student's t-based Granger causality for EEG based brain network analysis[J]. Biomedical Signal Processing and Control, 2023, 80(Part 1): 22.

[51] KHANNA A, PASCUAL-LEONE A, MICHEL C M, et al. Microstates in resting-state EEG: current status and future directions[J]. Neuroscience & Biobehavioral Reviews, 2015, 49: 105-113.

[52] Michel C M, Koenig T. EEG microstates as a tool for studying the temporal dynamics of whole-brain neuronal networks: a review[J]. NeuroImage, 2018, 180: 577-593.

[53] WANG J, WILLIAMSON S J, KAUFMAN L. Magnetic source images determined by a lead-field analysis: the unique minimum-norm least-squares estimation[J]. IEEE Transactions on Biomedical Engineering, 1992, 39(7): 665-675.

[54] PASCUAL-MARQUI R D. Standardized low-resolution brain electromagnetic tomography (sLORETA): technical details[J]. Methods and Findings in Experimental and Clinical Pharmacology, 2002, 24(Suppl D): 5-12.

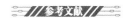

[55] PASCUAL-MARQUI R D, MICHEL C M, LEHMANN D. Low resolution electro-magnetic tomography: a new method for localizing electrical activity in the brain [J]. International Journal of Psychophysiology, 1994, 18(1): 49-65.

[56] COITO A, GENETTI M, PITTAU F, et al. Altered directed functional connectivity in temporal lobe epilepsy in the absence of interictal spikes: a high density EEG study[J]. Epilepsia, 2016, 57(3): 402-411.

[57] SOCKEEL S, SCHWARTZ D, PÉLÉGRINI-ISSAC M, et al. Large-scale functional networks identified from resting-state EEG using spatial ica[J]. PloS One, 2016, 11 (1): e0146845.

[58] LIU Q, FARAHIBOZORG S, PORCARO C, et al. Detecting large‐scale networks in the human brain using high‐density electroencephalography[J]. Human Brain Mapping, 2017, 38(9): 4631-4643.

[59] LIU Q, GANZETTI M, WENDEROTH N, et al. Detecting large-scale brain networks using EEG: impact of electrode density, head modeling and source localization[J]. Frontiers in Neuroinformatics, 2018, 12: 4.

[60] LI F, YI C, JIANG Y, et al. The construction of large-scale cortical networks for P300 from scalp EEG[J]. IEEE Access, 2018, 6: 68498-68506.

[61] CAO J, ZHAO Y, SHAN X, et al. Brain functional and effective connectivity based on electroencephalography recordings: a review[J]. Human Brain Mapping, 2022, 43(2): 860-879.

[62] LI F, LIANG Y, ZHANG L, et al. Transition of brain networks from an interictal to a preictal state preceding a seizure revealed by scalp EEG network analysis[J]. Cognitive Neurodynamics, 2019, 13(2): 175-181.

[63] GEWEKE J. Measurement of linear dependence and feedback between multiple time series[J]. Journal of the American Statistical Association, 1982, 77 (378): 304-313.

[64] SETH A K, BARRETT A B, Barnett L. Granger causality analysis in neuroscience

and neuroimaging[J]. Journal of Neuroscience, 2015, 35(8): 3293-3297.

[65] SHOJAIE A, FOX E B. Granger causality: a review and recent advances[J]. Annual Review of Statistics and Its Application, 2022, 9(1): 289-319.

[66] DHAMALA M, RANGARAJAN G, DING M. Analyzing information flow in brain networks with nonparametric Granger causality[J]. NeuroImage, 2008, 41(2): 354-362.

[67] FRISTON K J, BASTOS A M, OSWAL A, et al. Granger causality revisited[J]. NeuroImage, 2014, 101: 796-808.

[68] YI C, QIU Y, CHEN W, et al. Constructing time-varying directed EEG network by multivariate nonparametric dynamical Granger causality[J]. IEEE Transactions on Neural Systems and Rehabilitation Engineering, 2022, 30: 1412-1421.

[69] HONJOH S, SASAI S, SCHIERECK S S, et al. Regulation of cortical activity and arousal by the matrix cells of the ventromedial thalamic nucleus[J]. Nature Communications, 2018, 9(1): 2100.

[70] ALHO J, KHAN S, MAMASHLI F, et al. Atypical cortical processing of bottom-up speech binding cues in children with autism spectrum disorders[J]. NeuroImage: Clinical, 2023, 37: 103336.

[71] HUDGINS L, FRIEHE C A, MAYER M E. Wavelet transforms and atmopsheric turbulence[J]. Physical Review Letters, 1993, 71(20): 3279-3282.

[72] ZHANG D. Fundamentals of image data mining: analysis, features, classification and retrieval[M]. Cham: Springer International Publishing. 2019: 35-44.

[73] TARY J B, HERRERA R H, HAN J, et al. Spectral estimation-what is new? What is next?[J]. Reviews of Geophysics, 2014, 52(4): 723-749.

[74] QIAN S, CHEN D. Discrete gabor transform[J]. IEEE Transactions on Signal Processing, 1993, 41(7): 2429-2438.

[75] SHIE Q, DAPANG C. Joint time-frequency analysis[J]. IEEE Signal Processing Magazine, 1999, 16(2): 52-67.

[76] REDONDO R, ŠROUBEK F, FISCHER S, et al. Multifocus image fusion using the log-gabor transform and a multisize windows technique[J]. Information Fusion,

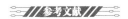

2009,10(2): 163-171.

[77] PENG Z K, ZHANG W M, LANG Z Q, et al. Time – frequency data fusion technique with application to vibration signal analysis[J]. Mechanical Systems and Signal Processing, 2012, 29: 164-173.

[78] ZHAN Y, HALLIDAY D, JIANG P, et al. Detecting time-dependent coherence between non-stationary electrophysiological signals—a combined statistical and time – frequency approach[J]. Journal of Neuroscience Methods, 2006, 156 (1-2): 322-332.

[79] HEISENBERG W. Über den anschaulichen inhalt der quantentheoretischen kinematik und mechanik[J]. Zeitschrift für Physik, 1927, 43(3-4): 172-198.

[80] RIOUL O, VETTERLI M. Wavelets and signal processing[J]. IEEE Signal Processing Magazine, 1991, 8(4): 14-38.

[81] KIYMIK M K, GÜLER İ, DIZIBÜYÜK A, et al. Comparison of STFT and wavelet transform methods in determining epileptic seizure activity in EEG signals for real-time application[J]. Computers in Biology and Medicine, 2005, 35(7): 603-616.

[82] TORRENCE C, COMPO G P. A practical guide to wavelet analysis[J]. Bulletin of the American Meteorological Society, 1998, 79(1): 61-78.

[83] WILSON G T. The factorization of matricial spectral densities[J]. SIAM Journal on Applied Mathematics, 1972, 23(4): 420-426.

[84] SAKAMOTO Y, ISHIGURO M, KITAGAWA G. Akaike information criterion statistics[M]. Japanese: Springer Dordrecht. 1986: 907-907.

[85] STONE J V. Independent component analysis: an introduction[J]. Trends in Cognitive Sciences, 2002, 6(2): 59-64.

[86] YAO D. A method to standardize a reference of scalp EEG recordings to a point at infinity[J]. Physiological Measurement, 2001, 22(4): 693-711.

[87] LEE U, OH G, KIM S, et al. Brain networks maintain a scale-free organization across consciousness, anesthesia, and recovery: evidence for adaptive reconfiguration[J]. Anesthesiology, 2010, 113(5): 1081-1091.

[88] BULLMORE E,SPORNS O. The economy of brain network organization[J]. Nature Reviews Neuroscience,2012,13(5): 336-349.

[89] RUBINOV M,SPORNS O. Complex network measures of brain connectivity: uses and interpretations[J]. NeuroImage,2010,52(3): 1059-1069.

[90] Mutha P K,Haaland K Y,Sainburg R L. The effects of brain lateralization on motor control and adaptation[J]. Journal of Motor Behavior,2012,44(6): 455-469.

[91] GÜNTÜRKÜN O, STRÖCKENS F, OCKLENBURG S. Brain lateralization: a comparative perspective[J]. Physiological Reviews,2020,100(3): 1019-1063.

[92] SCHACK T,MUMA M,FENG M,et al. Robust nonlinear causality analysis of non-stationary multivariate physiological time series[J]. IEEE Transactions on Biomedical Engineering,2018,65(6): 1213-1225.

[93] ROSSINI P M,CALAUTTI C,PAURI F,et al. Post-stroke plastic reorganisation in the adult brain[J]. The Lancet Neurology,2003,2(8): 493-502.

[94] TEASELL R, BAYONA N A, BITENSKY J. Plasticity and reorganization of the brain post stroke[J]. Topics in Stroke Rehabilitation,2005,12(3): 11-26.

[95] WANG L, YU C, CHEN H, et al. Dynamic functional reorganization of the motor execution network after stroke[J]. Brain,2010,133(4): 1224-1238.

[96] BAJAJ S,BUTLER A J,DRAKE D,et al.Functional organization and restoration of the brain motor-execution network after stroke and rehabilitation[J]. Frontiers in Human Neuroscience,2015,9: 173.

[97] BAJAJ S , BUTLER A J , DRAKE D , et al. Brain effective connectivity during motor-imagery and execution following stroke and rehabilitation[J]. NeuroImage: Clinical,2015,8: 572-582.

[98] MENON V. Large-scale brain networks and psychopathology: a unifying triple network model[J]. Trends in Cognitive Sciences,2011,15(10): 483-506.

[99] SPORNS O. Contributions and challenges for network models in cognitive neuroscience[J]. Nature Neuroscience,2014,17: 652.

[100] COLE M W,REYNOLDS J R,POWER J D,et al. Multi-task connectivity reveals

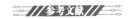

flexible hubs for adaptive task control[J]. Nature Neuroscience, 2013, 16（9）: 1348.

[101] HUMMER T A, YUNG M G, GOÑI J, et al. Functional network connectivity in early-stage schizophrenia[J]. Schizophrenia Research, 2020, 218: 107-115.

[102] PESSOA L. Understanding brain networks and brain organization[J]. Physics of Life Reviews, 2014, 11（3）: 400-435.

[103] DING X, LEE J H, LEE S W. Performance evaluation of nonnegative matrix factorization algorithms to estimate task-related neuronal activities from fMRI data [J]. Magnetic Resonance Imaging, 2013, 31（3）: 466-476.

[104] LEE J H, HASHIMOTO R, WIBLE C G, et al. Investigation of spectrally coherent resting-state networks using non-negative matrix factorization for functional MRI data[J]. International Journal of Imaging Systems & Technology, 2011, 21（2）: 211-222.

[105] ZHANG Z Y, WANG Y, AHN Y Y. Overlapping community detection in complex networks using symmetric binary matrix factorization[J]. Physical Review E, 2013, 87（6）: 062803.

[106] HÜTEL M, MELBOURNE A, OURSELIN S. Neural activation estimation in brain networks during task and rest using bold-fMRI[C]. International Conference on Medical Image Computing and Computer-Assisted Intervention, Granada, Spain, 2018: 215-222.

[107] AGGARWAL P, GUPTA A. Low rank and sparsity constrained method for identifying overlapping functional brain networks[J]. PloS One, 2018, 13（11）: e0208068.

[108] LI X, GAN J Q, WANG H. Collective sparse symmetric non-negative matrix factorization for identifying overlapping communities in resting-state brain functional networks[J]. NeuroImage, 2018, 166: 259-275.

[109] SCHMIDT M N, WINTHER O, HANSEN L K. Bayesian non-negative matrix factorization[C]. International Conference on Independent Component Analysis and Signal Separation. Paraty, Brazil, 2009: 540-547.

[110] FUCHS M,KASTNER J,WAGNER M,et al. A standardized boundary element method volume conductor model[J]. Clinical Neurophysiology,2002,113(5):702-712.

[111] JURCAK V,TSUZUKI D,DAN I. 10/20,10/10,and 10/5 systems revisited:their validity as relative head-surface-based positioning systems[J]. NeuroImage,2007, 34(4):1600-1611.

[112] HANSEN P C,O'LEARY D P. The use of the L-curve in the regularization of discrete ill-posed problems[J]. SIAM Journal on Scientific Computing,1993,14(6): 1487-1503.

[113] OCHS M F, STOYANOVA R, ARIAS-MENDOZA F, et al. A new method for spectral decomposition using a bilinear bayesian approach[J]. Journal of Magnetic Resonance,1999,137(1):161-176.

[114] LI X,ADALI T. Independent component analysis by entropy bound minimization [J]. IEEE Transactions on Signal Processing,2010,58(10):5151-5164.

[115] DU W, LEVIN-SCHWARTZ Y, FU G-S, et al. The role of diversity in complex ICA algorithms for fMRI analysis[J]. Journal of Neuroscience Methods, 2016, 264:129-135.

[116] VAKHTIN A A,RYMAN S G,FLORES R A,et al. Functional brain networks contributing to the parieto-frontal integration theory of intelligence[J]. NeuroImage, 2014,103:349-354.

[117] HUANG H,WANG J,SEGER C,et al. Long-term intensive gymnastic training induced changes in intra-and inter-network functional connectivity:an independent component analysis[J]. Brain Structure and Function,2018,223(1):131-144.

[118] CALHOUN V D,ADALI T,PEARLSON G D,et al. Spatial and temporal independent component analysis of functional MRI data containing a pair of task-related waveforms[J]. Human Brain Mapping,2001,13(1):43-53.

[119] PRICHARD D,THEILER J. Generating surrogate data for time series with several simultaneously measured variables[J]. Physical Review Letters,1994,73(7):951.

[120] DOSENBACH N U, NARDOS B, COHEN A L, et al. Prediction of individual

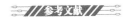

brain maturity using fMRI[J]. Science,2010,329(5997): 1358-1361.

[121] DONG L,LI F,LIU Q,et al. Matlab toolboxes for reference electrode standardization technique (REST) of scalp EEG[J]. Frontiers in Neuroscience,2017,11: 601.

[122] ANDERSEN R A,CUI H. Intention,action planning,and decision making in parietal-frontal circuits[J]. Neuron,2009,63(5): 568-583.

[123] KHANI A. Partially dissociable roles of ofc and acc in stimulus-guided and action-guided decision making[J]. Journal of Neurophysiology, 2014, 111 (9): 1717-1720.

[124] PLASSMANN H, O'DOHERTY J P, RANGEL A. Appetitive and aversive goal values are encoded in the medial orbitofrontal cortex at the time of decision making[J]. Journal of Neuroscience,2010,30(32): 10799-10808.

[125] WEI C,ZHENG L,CHE L,et al. Social support modulates neural responses to unfairness in the ultimatum game[J]. Frontiers in Psychology,2018,9: 182.

[126] MINATI L, GRISOLI M, SETH A K, et al. Decision-making under risk: a graph-based network analysis using functional MRI[J]. NeuroImage, 2012, 60 (4): 2191-2205.

[127] DONG L,LUO C,ZHU Y,et al. Complex discharge-affecting networks in juvenile myoclonic epilepsy: a simultaneous EEG-fMRI study[J]. Human Brain Mapping,2016,37(10): 3515-3529.

[128] HUNT L T,MALALASEKERA W N,DE BERKER A O,et al. Triple dissociation of attention and decision computations across prefrontal cortex[J]. Nature Neuroscience,2018,21(10): 1471-1481.

[129] GUO X,ZHENG L,ZHU L,et al. Increased neural responses to unfairness in a loss context[J]. NeuroImage,2013,77: 246-253.

[130] GÜROĞLU B, VAN DEN BOS W, VAN DIJK E, et al. Dissociable brain networks involved in development of fairness considerations: understanding intentionality behind unfairness[J]. NeuroImage,2011,57(2): 634-641.

[131] VATANSEVER D,MENON D K,MANKTELOW A E,et al. Default mode net-

work connectivity during task execution[J]. NeuroImage, 2015, 122: 96-104.

[132] VATANSEVER D, MANKTELOW A, SAHAKIAN B J, et al. Default mode network engagement beyond self-referential internal mentation[J]. Brain Connectivity, 2018, 8(4): 245-253.

[133] CROPANZANO R S, MASSARO S, BECKER W J. Deontic justice and organizational neuroscience[J]. Journal of Business Ethics, 2017, 144(4): 733-754.

[134] QIN P, LIU Y, SHI J, et al. Dissociation between anterior and posterior cortical regions during self-specificity and familiarity: a combined fMRI-meta-analytic study [J]. Human Brain Mapping, 2012, 33(1): 154-164.

[135] HARVEY P O, LEE J, HORAN W P, et al. Do patients with schizophrenia benefit from a self-referential memory bias?[J]. Schizophrenia Research, 2011, 127(1-3): 171-177.

[136] FUENTES-CLARAMONTE P, MARTÍN-SUBERO M, SALGADO-PINEDA P, et al. Shared and differential default-mode related patterns of activity in an autobiographical, a self-referential and an attentional task[J]. PloS One, 2019, 14(1): e0209376.

[137] COUTINHO J F, FERNANDESL S V, SOARES J M, et al. Default mode network dissociation in depressive and anxiety states[J]. Brain Imaging and Behavior, 2016, 10(1): 147-157.

[138] BUCKNER R L, SEPULCRE J, TALUKDAR T, et al. Cortical hubs revealed by intrinsic functional connectivity: mapping, assessment of stability, and relation to alzheimer's disease[J]. Journal of Neuroscience, 2009, 29(6): 1860-1873.

[139] D'ARGEMBEAU A, COLLETTE F, VAN DER LINDEN M, et al. Self-referential reflective activity and its relationship with rest: a PET study[J]. NeuroImage, 2005, 25(2): 616-624.

[140] RENIERS R L, CORCORAN R, VÖLLM B A, et al. Moral decision-making, tom, empathy and the default mode network[J]. Biological Psychology, 2012, 90(3): 202-210.

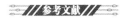
[141] ST. JACQUES P L, KRAGEL P A, RUBIN D C. Dynamic neural networks supporting memory retrieval[J]. NeuroImage, 2011, 57(2): 608-616.

[142] SRIDHARAN D, LEVITIN D J, MENON V. A critical role for the right fronto-insular cortex in switching between central-executive and default-mode networks[J]. Proceedings of the National Academy of Sciences, 2008, 105(34): 12569-12574.

[143] LIU K, SUN G, LI B, et al. The impact of passive hyperthermia on human attention networks: an fMRI study[J]. Behavioural Brain Research, 2013, 243: 220-230.

[144] BONCOMPAGNI I, CASAGRANDE M. Executive control of emotional conflict [J]. Frontiers in Psychology, 2019, 10: 359.

[145] LIMA C F, KRISHNAN S, SCOTT S K. Roles of supplementary motor areas in auditory processing and auditory imagery[J]. Trends in Neurosciences, 2016, 39 (8): 527-542.

[146] GABAY A S, RADUA J, KEMPTON M J, et al. The ultimatum game and the brain: a meta-analysis of neuroimaging studies[J]. Neuroscience & Biobehavioral Reviews, 2014, 47: 549-558.

[147] FINC K, BONNA K, LEWANDOWSKA M, et al. Transition of the functional brain network related to increasing cognitive demands[J]. Human Brain Mapping, 2017, 38(7): 3659-3674.

[148] VAZIRI-PASHKAM M, XU Y. Goal-directed visual processing differentially impacts human ventral and dorsal visual representations[J]. Journal of Neuroscience, 2017, 37(36): 8767-8782.

[149] XU Y. A tale of two visual systems: invariant and adaptive visual information representations in the primate brain[J]. Annual Review of Vision Science, 2018, 4: 311-336.

[150] CORRADI-DELL'ACQUA C, CIVAI C, RUMIATI R I, et al. Disentangling self-and fairness-related neural mechanisms involved in the ultimatum game: an fMRI study[J]. Social Cognitive and Affective Neuroscience, 2012, 8(4): 424-431.

[151] YAMAGISHI T, HORITA Y, MIFUNE N, et al. Rejection of unfair offers in the

ultimatum game is no evidence of strong reciprocity[J]. Proceedings of the National Academy of Sciences, 2012, 109(50): 20364-20368.

[152] VAN SCHIE C C, CHIU C D, ROMBOUTS S A, et al. When compliments do not hit but critiques do: an fMRI study into self-esteem and self-knowledge in processing social feedback[J]. Social Cognitive and Affective Neuroscience, 2018, 13 (4): 404-417.

[153] TABIBNIA G, SATPUTE A B, LIEBERMAN M D. The sunny side of fairness: preference for fairness activates reward circuitry (and disregarding unfairness activates self-control circuitry)[J]. Psychological Science, 2008, 19(4): 339-347.

[154] HYVÄRINEN A, OJA E. Independent component analysis: algorithms and applications[J]. Neural Networks, 2000, 13(4-5): 411-430.

[155] WHITTON A E, DECCY S, IRONSIDE M L, et al. Electroencephalography source functional connectivity reveals abnormal high-frequency communication among large-scale functional networks in depression[J]. Biological Psychiatry: Cognitive Neuroscience and Neuroimaging, 2018, 3(1): 50-58.

[156] LONG J, XIE Q, MA Q, et al. Distinct interactions between fronto-parietal and default mode networks in impaired consciousness[J]. Scientific Reports, 2016, 6: 38866.

[157] CARMELI C, KNYAZEVA M G, INNOCENTI G M, et al. Assessment of EEG synchronization based on state-space analysis[J]. NeuroImage, 2005, 25(2): 339-354.

[158] CARMELI C. Assessing cooperative behavior in dynamical networks with applications to brain data[D]: EPFL, 2006.

[159] JOUDAKI A, SALEHI N, JALILI M, et al. EEG-based functional brain networks: does the network size matter?[J]. PloS One, 2012, 7(4): e35673.

[160] STAM C J, BREAKSPEAR M, VAN WALSUM A-M V C, et al. Nonlinear synchronization in EEG and whole-head MEG recordings of healthy subjects[J]. Human Brain Mapping, 2003, 19(2): 63-78.

[161] HOTELLING H. Breakthroughs in statistics[M]. New York: Springer. 1992.

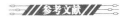

[162] HARDOON D R, SHAWE-TAYLOR J. Sparse canonical correlation analysis[J]. Machine Learning, 2011, 83(3): 331-353.

[163] BOUTTE D, LIU J. Sparse canonical correlation analysis applied to fMRI and genetic data fusion[C]. 2010 IEEE International Conference on Bioinformatics and Biomedicine (BIBM), Hong Kong, China, 2010: 422-426.

[164] ZHANG Z M, DENG Z D. A kernel canonical correlation analysis based idle-state detection method for SSVEP-based brain-computer interfaces[J]. Advanced Materials Research, 2012, 341-342: 634-640.

[165] JALILI M, LAVOIE S, DEPPEN P, et al. Dysconnection topography in schizophrenia revealed with state-space analysis of EEG[J]. PloS One, 2007, 2(10): e1059.

[166] ZHANG Y, XU P, CHENG K, et al. Multivariate synchronization index for frequency recognition of SSVEP-based brain-computer interface[J]. Journal of Neuroscience Methods, 2014, 221: 32-40.

[167] WANG Y T, WANG Y, JUNG T P. A cell-phone-based brain-computer interface for communication in daily life[J]. Journal of Neural Engineering, 2011, 8(2): 025018.

[168] LI F, YI C, JIANG Y, et al. Different contexts in the oddball paradigm induce distinct brain networks in generating the P300[J]. Frontiers in Human Neuroscience, 2019, 12: 520.

[169] JOHNSON R. A triarchic model of P300 amplitude[J]. Psychophysiology, 1986, 23(4): 367-384.

[170] COLE M W, BASSETT D S, POWER J D, et al. Intrinsic and task-evoked network architectures of the human brain[J]. Neuron, 2014, 83(1): 238-251.

[171] ARBABSHIRANI M R, HAVLICEK M, KIEHL K A, et al. Functional network connectivity during rest and task conditions: a comparative study[J]. Human Brain Mapping, 2013, 34(11): 2959-2971.

[172] SMITH S M, FOX P T, MILLER K L, et al. Correspondence of the brain's functional architecture during activation and rest[J]. Proceedings of the National Acade-

my of Sciences,2009,106(31): 13040-13045.

[173] ALLEN G,BUXTON R B,WONG E C,et al. Attentional activation of the cerebellum independent of motor involvement[J]. Science,1997,275(5308): 1940-1943.

[174] SOKOLOV A A,MIALL R C,IVRY R B. The cerebellum: adaptive prediction for movement and cognition[J]. Trends in Cognitive Sciences,2017,21(5): 313-332.

[175] STRATA P. The emotional cerebellum[J]. The Cerebellum,2015,14(5): 570-577.

[176] ADAMASZEK M,D'AGATA F,FERRUCCI R,et al. Consensus paper: cerebellum and emotion[J]. The Cerebellum,2017,16(2): 552-576.

[177] STRICK P L,DUM R P,FIEZ J A. Cerebellum and nonmotor function[J]. Annual Review of Neuroscience,2009,32: 413-434.

[178] STOODLEY C J. Distinct regions of the cerebellum show gray matter decreases in autism,adhd, and developmental dyslexia[J]. Frontiers in Systems Neuroscience, 2014,8: 92.

[179] WANG L,ZOU F,SHAO Y, et al. Disruptive changes of cerebellar functional connectivity with the default mode network in schizophrenia[J]. Schizophrenia Research,2014,160(1-3): 67-72.

[180] GUO W,LIU F,LIU J,et al. Increased cerebellar-default-mode-network connectivity in drug-naive major depressive disorder at rest[J]. Medicine,2015,94(9): e560.

[181] BAUMANN O, Mattingley J B. Scaling of neural responses to visual and auditory motion in the human cerebellum[J]. Journal of Neuroscience, 2010, 30 (12): 4489-4495.

[182] KELLERMANN T,REGENBOGEN C,DE VOS M,et al. Effective connectivity of the human cerebellum during visual attention[J]. Journal of Neuroscience,2012,32 (33): 11453-11460.

[183] PASTOR M A,VIDAURRE C,FERNÁNDEZ-SEARA M,et al. Frequency-specific coupling in the cortico-cerebellar auditory system[J]. Journal of neurophysiology, 2008,100(4): 1699-1705.

[184] MAREN S. Neurobiology of pavlovian fear conditioning[J]. Annual Review of

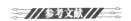

Neuroscience,2001,24(1): 897-931.

[185] SANG L,QIN W,LIU Y,et al. Resting-state functional connectivity of the vermal and hemispheric subregions of the cerebellum with both the cerebral cortical networks and subcortical structures[J]. NeuroImage,2012,61(4): 1213-1225.

[186] WU T,LIU J,HALLETT M,et al. Cerebellum and integration of neural networks in dual-task processing[J]. NeuroImage,2013,65: 466-475.

[187] DOWNING P E,JIANG Y,SHUMAN M,et al. A cortical area selective for visual processing of the human body[J]. Science,2001,293(5539): 2470-2473.

[188] PARK B,KIM J I,LEE D,et al. Are brain networks stable during a 24-hour period?[J]. NeuroImage,2012,59(1): 456-466.

[189] YAESOUBI M,ALLEN E A,MILLER R L,et al. Dynamic coherence analysis of resting fMRI data to jointly capture state-based phase,frequency,and time-domain information[J]. NeuroImage,2015,120: 133-142.

[190] YU Q,ERHARDT E B,SUI J,et al. Assessing dynamic brain graphs of time-varying connectivity in fMRI data: application to healthy controls and patients with schizophrenia[J]. NeuroImage,2015,107: 345-355.

[191] SI Y,LI F,LI F,et al. The growing from adolescence to adulthood influences the decision strategy to unfair situations[J]. IEEE Transactions on Cognitive and Developmental Systems,2021,13(3): 586 - 592.

[192] BORE J C,YI C,LI P,et al. Sparse EEG source localization using LAPPS: least absolute L-P (0<P<1) penalized solution[J]. IEEE Transactions on Biomedical Engineering,2019,66(7): 1927-1939.

[193] GRINSTED A,MOORE J C,JEVREJEVA S. Application of the cross wavelet transform and wavelet coherence to geophysical time series[J]. Nonlin Processes Geophys,2004,11(5/6): 561-566.

[194] BULLMORE E,SPORNS O. Complex brain networks: graph theoretical analysis of structural and functional systems[J]. Nature Reviews Neuroscience, 2009, 10 (3): 186-198.

[195] LI F, CHEN B, LI H, et al. The time-varying networks in P300: a task-evoked EEG study[J]. IEEE Transactions on Neural Systems and Rehabilitation Engineering, 2016, 24(7): 725-733.

[196] COVINGTON J W, POLICH J. P300, stimulus intensity, and modality[J]. Electroencephalography and Clinical Neurophysiology/Evoked Potentials Section, 1996, 100(6): 579-584.

[197] LIJFFIJT M, LANE S D, MEIER S L, et al. P50, N100, and P200 sensory gating: relationships with behavioral inhibition, attention, and working memory[J]. Psychophysiology, 2009, 46(5): 1059-1068.

[198] NELSON S M, COHEN A L, POWER J D, et al. A parcellation scheme for human left lateral parietal cortex[J]. Neuron, 2010, 67(1): 156-170.

[199] CORBETTA M, PATEL G, SHULMAN G L. The reorienting system of the human brain: from environment to theory of mind[J]. Neuron, 2008, 58(3): 306-324.

[200] CORBETTA M, SHULMAN G L. Control of goal-directed and stimulus-driven attention in the brain[J]. Nature Reviews Neuroscience, 2002, 3(3): 201-215.

[201] BOCQUILLON P, BOURRIEZ J-L, PALMERO-SOLER E, et al. Use of swLORETA to localize the cortical sources of target- and distracter-elicited P300 components[J]. Clinical Neurophysiology, 2011, 122(10): 1991-2002.

[202] AHRENS M-M, VENIERO D, FREUND I M, et al. Both dorsal and ventral attention network nodes are implicated in exogenously driven visuospatial anticipation [J]. Cortex, 2019, 117: 168-181.

[203] LI F, TAO Q, PENG W, et al. Inter-subject P300 variability relates to the efficiency of brain networks reconfigured from resting- to task-state: evidence from a simultaneous event-related EEG-fMRI study[J]. NeuroImage, 2020, 205: 116285.

[204] KIM H. Involvement of the dorsal and ventral attention networks in oddball stimulus processing: a meta-analysis[J]. Human Brain Mapping, 2014, 35(5): 2265-2284.

[205] VERLEGER R. Event-related potentials and cognition: a critique of the context updating hypothesis and an alternative interpretation of P3[J]. Behavioral and

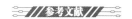

Brain Sciences,1988,11(3): 343-356.

[206] SEELEY W W,MENON V,SCHATZBERG A F,et al. Dissociable intrinsic connectivity networks for salience processing and executive control[J]. The Journal of Neuroscience,2007,27(9): 2349-2356.

[207] HAN S W,EATON H P,MAROIS R. Functional fractionation of the cingulo-opercular network: alerting insula and updating cingulate[J]. Cerebral Cortex,2018,29(6): 2624-2638.

[208] DOSENBACH N U F , FAIR D A , COHEN A L , et al. A dual-networks architecture of top-down control[J]. Trends in Cognitive Sciences,2008,12(3): 99-105.

[209] WALLIS G,STOKES M,COUSIJN H,et al. Frontoparietal and cingulo-opercular networks play dissociable roles in control of working memory[J]. Journal of Cognitive Neuroscience,2015,27(10): 2019-2034.

[210] BONNELLE V,HAM T E,LEECH R,et al. Salience network integrity predicts default mode network function after traumatic brain injury[J]. Proceedings of the National Academy of Sciences,2012,109(12): 4690-4695.

[211] GOULDEN N,KHUSNULINA A,DAVIS N J,et al. The salience network is responsible for switching between the default mode network and the central executive network: replication from DCM[J]. NeuroImage,2014,99: 180-190.

[212] BUTLER A,HOFFMAN P,SMIBERT P,et al. Integrating single-cell transcriptomic data across different conditions, technologies, and species[J]. Nature Biotechnology,2018,36(5): 411-420.

[213] PATAKY T C,ROBINSON M A,Vanrenterghem J. Vector field statistical analysis of kinematic and force trajectories[J]. Journal of Biomechanics, 2013, 46(14): 2394-2401.

[214] CROSSNO P J,SHEAD T M,SIELICKI M A,et al. Slycat ensemble analysis of electrical circuit simulations[J]. Mathematics & Visualization,2015,38:279-294.

附录 Power模板未匹配ROI信息

表附-1 未匹配ROI信息

ROI	MNI			功能系统 （Functional system）
	x	y	z	
1	−16	−46	73	SMN
2	−34	3	4	CON
3	−53	−22	23	AN
4	−20	64	19	DMN
5	28	−77	−32	DMN
6	−49	−42	1	DMN
7	40	−72	14	VN
8	29	−77	25	VN
9	−18	−76	−24	UN
10	17	−80	−34	UN
11	35	−67	−34	UN
12	6	−24	0	皮层下区域
13	−2	−13	12	皮层下区域
14	−10	−18	7	皮层下区域
15	12	−17	8	皮层下区域
16	−5	−28	−4	皮层下区域
17	−22	7	−5	皮层下区域
18	−15	4	8	皮层下区域
19	31	−14	2	皮层下区域
20	23	10	1	皮层下区域
21	29	1	4	皮层下区域
22	−31	−11	0	皮层下区域
23	15	5	7	皮层下区域
24	9	−4	6	皮层下区域
25	22	−58	−23	CereN
26	1	−62	−18	CereN